君がここにいるということ

小児科医と子どもたちの18の物語

緒方高司

草思社文庫

はじめに

忘れられない光景がある。

私が小児科医になって8年目のこと。私は、重度の障害を持つ子どものための施設である、重症心身障害児施設の附属病院に勤めていた。

まさし君は未熟児で生まれ、脳に障害が残って寝たきりであった。しかも、呼吸がうまくできないため、のどに穴をあけて人工呼吸器をつなぐ、気管切開という処置をして自宅で人工呼吸器を装着していた。

退院しても1年ほどの間は、頻繁に熱を出して呼吸困難になり、しばしば病院を救急受診していた。そのたびにお母さんは不安そうな表情を見せていた。当時は人工呼吸器を装着して自宅で育てている例はまだまだ少なく、家族だけでまさし君の介護ができるのか我々医師も不安だった。

そんなまさし君も2歳を過ぎる頃から、じょじょに体力がついてきて、熱を出さないようになってきた。それでも、定期的に痰《たん》の吸引や体位交換など、24時間の介護を必要とする。

ある夏の日、私はまさし君の気管切開をしている箇所につけてある部品の交換のため、彼が暮らす家へ往診に行った。まさし君には小学生の兄と姉がおり、2人は競うようにまさし君のお世話をしていた。

私が感心して見ていたら、お母さんが言った。

「この子が生まれたときは、不安で夜も眠れなくて、私たち家族はなんて不幸なんだろうと思っていました。でも今は、家族みんなが協力してまさしを助けてくれます。この子は我が家に幸せを運んできてくれたんだなあと思います」

お母さんがちょっと涙ぐんでいたら、母が不安で泣いていると勘違いしたお兄ちゃんが飛んできて、こう言った。

「お母ちゃん、大丈夫や。僕、まー君が大好きや。ほんまに大好きや。世界一好きや。まー君のお世話、僕がずっと見ていく。だから大丈夫や！」

お母さんは泣きながら笑った。

家族の中心にまさし君がいた。まさし君を囲む家族の笑顔があった。

これまで私は、いろいろな病気を抱えた子どもたちと出会ってきた。病気が治って元気に退院していった子どもたちがほとんどだが、救えなかった命もあった。

小児科に限らず、医師という仕事はそれなりに激務だ。勤務医のときもそうだったが、開業してからも、冬期の風邪が流行する忙しい季節には、夜の外来診察が終わるのが午前0時を過ぎることも珍しくない。しかし、やめたいと思ったことは一度もなかった。それは、つねに子どもたちに支えられてきたからである。私は小児科医という仕事が大好きだ。

とびきりの笑顔で退院していく子どもたちや、「先生、バイバイ」と言いながら手を振って診察室を出ていく子どもたちを見ていたら、疲れやストレスも吹き飛ぶ。仕事自体がストレス解消になるという、とても幸せな仕事だと思う。

私が小児科医という仕事を好きな理由がもうひとつある。

それは、病気や障害を克服して子どもが成長し、それとともに親も成長したときに立ち上がってくる美しい家族の物語が見せる奇跡の瞬間に立ち会えるからである。

この本には、私が大学病院や障害児施設での勤務医などを経て、現在の開業医に至るまでの25年間の小児科医としての経験の中で出会った、18の物語が書かれている。

一つひとつが小児科医として、人間としての軸になるような体験であり、その後の人生を通じて今も私を鼓舞し続けてくれている物語だ。

この本を手に取って読んでいただいた方々にも、何かを感じてもらえたら、幸いである。

君がここにいるということ◉目次

Ⅲ

Ⅳ

編集協力　穴澤 賢
装画　竹脇麻衣
本文デザイン　岡 優太郎

I

小さな戦士

未来《みく》ちゃんは小学校3年生になったばかりの女の子だが、小学校に通った日数よりも病院で過ごした日数のほうがはるかに多い。生後6ヵ月のときにおなかに発見されたがんとずっと闘ってきたのである。

病名は「神経芽細胞腫《しんけいがさいぼうしゅ》」。子どもに発生する代表的ながんで、腎臓に付属する副腎という組織から発生する。乳幼児期に発見されることが多いが、自然に治ってしまうこともある不思議ながんである。

一般的に、生後18ヵ月までに発症したものは自然に治りやすく、それ以降に発症したものは、予後が悪い。そのため、以前は生後6ヵ月のときに行う尿検査でスクリーニングしていたが、それでは治療する必要のない症例にも過剰に医療行為をしてしまうおそれがあるため、現在では1歳半健診のときに検査することが多い。

しかし、6ヵ月の検査で見つかるものの中にも、きわめて悪性で治りにくいものがある。

未来ちゃんの場合がまさにそうだった。

何年もかけて抗がん剤治療を行い、その都度がんは小さくなるのだが、しばらくすると再発を繰り返した。神経芽細胞腫というがんは、どんどん大きくなり、がん組織がすごく硬くなるという特徴がある。外科的手術も複数回行ったが、全部は取り切れず、残ったがんがまた大きくなる。ついには未来ちゃんの腹部のほとんどががん細胞で埋め尽くされてしまい、彼女の小さなおなかは、まるで鉄板が入っているかのようにカチカチになってしまった。

未来ちゃんに会ったのは、研修医1年目のことだった。私が勤めていた大学病院の小児科に入院してきたのである。しかし、今回は治療のための入院ではない。おなかのがんは、もう手の施しようもないくらいに大きくなっており、これが最後の入院になるということだった。

私は彼女の主治医ではなかったのだが、医局会議で未来ちゃんのこれまでの経緯や病状は聞いて知っていた。当時、まだ小児科医になったばかりで、入院した子どもはみんな元気になって退院するものだと漠然とイメージしていた私にとって、未来ちゃんの話はショックであり、彼女のことがつねに気になっていた。あの子のために自分ができることは何かあるだろうかと考えていた。

かといって、主治医でもない私が病室に行くのはなんだか変な気がしたので、私の担当の患者で未来ちゃんと仲がいい涼子ちゃんに頼み、未来ちゃんのところに遊びに行くのに私が付き添ってきたという形をとって、彼女の部屋にしばしば足を運んだ。

未来ちゃんは物静かで、とてもかしこい子だった。私たちが遊びに行くと、彼女はたいていいつも本を読んでいた。オセロがとても強く、私が真剣にやっても1回も勝てなかった。

ある日、病室に行くと、未来ちゃんは算数の問題集をやっていた。まだ小学3年生なのに、4年生の問題集を解いていた。驚いていたら、ベッドサイドにいたお母さんは言った。

「小学4年生にもなるとけっこう難しくて、聞かれても私もわからないことが多いんです」と笑っていた。

余命わずかな我が子に算数を教える母の心情に思いを巡らせると、私の心は激しく揺さぶられた。

入院生活が続くにつれて、未来ちゃんの体力がじょじょに落ちてきて、だるそうに横になっている日が多くなってきた。少しでも楽しい思い出を残してあげたいと思うが、彼女の負担になるといけない。どうするのが未来ちゃんにとって一番いいだろうかと考えた。

以前、近所の子にちょっとした手品を見せてあげたら、瞳を輝かせて何回もせがんできたことを思い出した。手品を見せるだけなら負担にならないだろう。そう考え、さっそくデパートで手品セットを買ってきて、夜中に練習した。スポンジ製の犬を手に隠し持って、手を開くと数が増えている。そんなたわいのない手品である。

他の病室の子どもたちに披露すると大うけだったが、未来ちゃんは少し微笑むだけだった。

彼女は不平不満を言わない子だった。赤ちゃんのときから何十回、何百回と採血や点滴をされているから、彼女の血管は血管壁がもろくなっており、採血が難しくなっていた。

ある日の早朝、私がナースステーションでカルテを書いていると、朝の採血をしてきた看護師がため息をつきながら帰ってきた。未来ちゃんの採血に2回失敗し、もし次も失敗したら私に代わってもらおうと思っていたら3回目でやっと成功したとのことだった。点滴の針は太く、大人でも痛がるものだ。しかし未来ちゃんは、注射針を刺されている間、ずっと目を閉じて寝たふりをしていたらしい。看護師が部屋を出るとき、彼女は小さな声で、「看護師さん、私の血管、採血が難しくてごめんね」と謝ったという。

看護師は看護記録を書きながら、つぶやいた。

「なんであんないい子が、がんなんかになるんだろう……神様はちゃんと見てくれてんのかなあ……」

「本当に、そうだよね……」と私が顔を上げると、その看護師の目は真っ赤だった。

入院から2ヵ月が過ぎた頃には、未来ちゃんはもう起き上がることもできないほど衰弱していた。食事も摂ることができず、点滴でかろうじて栄養を補給しているような状態だった。お母さんが話しかけてもうっすら目を開ける程度だった。しゃべるのも辛かったのだろう。

そして、その日は突然訪れた。朝の医局会議で、明け方に未来ちゃんが亡くなったことを当直医が報告した。9歳の誕生日を迎える3日前だった。

私は会議が終わるとすぐに未来ちゃんの部屋に走った。未来ちゃんは家族親戚に囲まれ、穏やかな表情で眠っているように見えた。お母さんが顔をくっつけるようにして、未来ちゃんの髪をなでていた。

私は誕生日に贈るつもりだった彼女の好きなトトロのぬいぐるみを渡した。お母さんから、未来ちゃんは私が見せた手品を後でとても喜んでいたと聞かされた。その場にいた全員が、声をあげて泣いた。

ふと見ると、窓ガラスに見たことがないほど大きな黄金色のアゲハチョウがとまっているのが見えた。こちらの様子をうかがうように、ゆっくりと羽を動かしながらじっととまっている。未来ちゃんの魂がチョウになって、ここから空に飛んでいこうとしているような気がした。

私は心の中でチョウに話しかけた。

「未来ちゃん、本当によくがんばったね。苦しくてしんどい最中でも弱音のひとつも吐かないで。君はがんとの闘いの真の勝利者だ」

未来ちゃんが亡くなった日、涼子ちゃんは一日布団を頭からかぶって出てこなかった。

死んでいく子どもがいるということ。未来ちゃんとの出会いは、重い現実を知るとともに、小児科医として自分にできることは何かということをより真剣に考えるきっかけとなる出来事だった。

一瞬の奇跡

以前勤めていた重症心身障害児施設の附属病院の小児科に真由ちゃんがやってきたのは、彼女が3歳の頃だった。真由ちゃんは生まれたときの体重が459グラムの超未熟児で、3歳になっても体重は7キロしかなかった。一般的な3歳児の半分程度である。手足はやせ細り、硬直している。重度の脳性まひだった。

新生児が母の胎内から外の世界へ出るとき、新生児の体の中ではドラマティックな変化が生じる。それまでは母の胎盤を通じて供給されていた酸素を、生まれてきた瞬間からは、呼吸により自分で取り込まねばならない。そのとき、肺が未熟なら呼吸が不完全となり、酸素を十分に取り込むことができない。その結果、脳も酸素が十分行き渡らなくなり、脳に重大な障害を受ける。正しく肺呼吸ができたかどうかのサインは産声である。そのため、医師たちは赤ちゃんが生まれて、泣いてくれるまでは緊張するものである。

しかし、真由ちゃんは産声をあげなかった。

真由ちゃんは生後4ヵ月まで保育器に入っていた。保育器を出ても、退院まででさらに3ヵ月を要した。

そこから、真由ちゃんとお母さんの懸命なリハビリの日々が始まる。週に1回の病院での訓練と、自宅でもお母さんが毎日真由ちゃんの運動療法を続けた。

お母さんは車の免許を持っていなかったため、バスで病院に通っていた。ある大雨の日、背中に真由ちゃんを背負い、両手に傘と荷物を持ってバス停に立っていたお母さんに、通りかかったトラックがはね上げた泥水が直撃した。

何事もなかったように通り過ぎるトラック。頭からかぶった泥水の下で悔し涙にぬれながら、お母さんは免許を取ることを決心した。

真由ちゃんが立ち上がり、歩き出す日が来ることを信じ、お母さんは真由ちゃんの訓練を懸命に続けた。

約1年間のリハビリが過ぎたある日、そんなお母さんを大きな悲しみが襲う。

外来での定期受診のとき、主治医が真由ちゃんの頭部CT写真を見ながら、お母さんにこう言った。

「脳の状態から判断して、お子さんは今後おそらく歩くこともしゃべることもできません。訓練しても回復は望めません。感情などの精神的な活動も乏しいままでしょう」

この主治医の言葉は、真由ちゃんの回復だけを夢見て努力してきたお母さんを打ちのめすには十分だった。その夜、彼女は一生分の涙を流したという。

その病院では、これ以上することがないとのことで、真由ちゃんは私が勤めていた病院に紹介されてきた。新たなプログラムによるリハビリ訓練を提案したが、お母さんの意欲はすっかりなくなり、訓練を休むこともしばしばだった。

そんなある日、真由ちゃんとお母さんが定期の発達評価の診察に来た。首もまだ据わってない真由ちゃんは、無表情で母の胸にじっと抱かれていた。私は最近訓練を休みがちなのを知っていたが、そのことには触れず、今後の見通しと訓練スケジュールについて話した。そのとき、お母さんは突然感情を爆発させた。

「先生たちはいつも『がんばって訓練を続けましょう』と言いますが、この1年間訓練しても真由は少しも発達しないじゃないですか！　この子はこうして抱かれていても誰に抱かれているかわかってないんですよ！　母親の私の顔すらわからないんですよ！　こんな訓練に何の意味があるんですか！」

私はお母さんの表情を見つめた。

彼女が今まで背負ってきた苦悩と悲しみと不信は計りしれない。

思いたって、おもむろに真由ちゃんをお母さんの腕から取り上げ、私のひざの上にのせた。真由ちゃんは無表情のままで私に抱かれていたが、少しすると声にならない声で泣き出した。それは母を求める真由ちゃんの必死の叫びのように聞こえた。

　私はお母さんに言った。

「お母さん、真由ちゃんはちゃんとお母さんがわかっているじゃないですか。真由ちゃんのお母さんはあなたしかいません。真由ちゃんが抱っこされてうれしいのはお母さんだけなんですよ」

　お母さんははっとした顔になり、みるみる涙を流した。それは、もう枯れ果てたと思っていた涙だった。

　それから、お母さんは以前にも増して懸命に訓練に取り組むようになった。集団保育にも参加し、親子で遊びに参加する中で、真由ちゃんの心と体を揺さぶり続けた。

　それにともない、明らかに真由ちゃんの表情がいきいきとしてきた。回復しないと言われた硬かった手足がじょじょに軟らかく動くようになってきた。

　数ヵ月後の外来で、お母さんは私にうれしそうに報告してくれた。

「先生、この前真由にご飯を食べさせていたとき、真由が『ありがとう』と言ったんですよ。この子、まだおしゃべりできないはずなのに、私にはそう聞こえたんです。そのときだけですけど、神様が一瞬だけみせてくれた奇跡かなと思うんです」

子育てをする上で、何回かは信じられないようなことが起こる。

この次に真由ちゃんに訪れる奇跡は何だろうかと、思いを巡らしてみる。そのような瞬間に立ち会えること。それが小児科医にとっては最高の報酬ではないかと思うのである。

聞こえなかったSOS

由希子ちゃんは小学校4年生の秋に、ほとんど食事を摂らなくなったとのことで入院してきた。身長は137センチと平均だが、体重は20キロしかなかった。標準より10キロ以上も少ない体重である。

拒食症は、正しくは「神経性食思《しよくし》不振症」と言い、心理的な問題で食欲がなくなる状態である。一般的には思春期頃に、「同級生から『でぶ』と言われた」とか、「あこがれのモデルの女性のような体型になりたい」といった思いがきっかけとなってダイエットを始め、それがやめられなくなって極端にやせてしまうケースが多い。

「やせたい」という願望が根っこにあるのだが、それが達成された後も本人は「まだ太っている」と思い込み続け、ダイエットを続けてしまう。ダイエットによる体重減少の達成感が大きければ大きいほど、肥満に対する恐怖が患者を支配する。

そうなってくると、異常なほどにやせてきても、本人はそれが病的であるという認識はなく、「まだまだやせられる。やせなければならない」と思い、さらにやせようとする。周囲の説得にもいっさい耳を貸さなくなる。場合によっては、食べた後のどに手を突っ込んで自分で吐いたり、大量の下剤を使うこともある。拒食症から、逆に過食症に移行することも少なくない。希ではあるが、食べるくらいならと死を選ぶ人も実際にいる。

そういった意味では、拒食症とは、食欲がなくなる病気というよりも、「食欲の異常」という形をとった精神的な疾患とも言える。

ところが由希子ちゃんの場合、まだ思春期前であり、「やせ願望」も見られなかった。それがあるとき突然食欲がなくなり、両親から食べるように強く言われれば言われるほど、食べられなくなったという。

由希子ちゃんは物静かな、とても真面目で几帳面な女の子だった。両親とも学校の先生で、皮肉なことにお母さんは不登校の子どもたちをケアする取り組みをしている熱心な人だった。由希子ちゃんは、拒食症になるまではまったく手がかからず、勉強やお手伝いもがんばり、親の言うことをよく聞く、いわゆる「いい子」だったという。

お母さんは、由希子ちゃんが拒食症になったのは自分の育て方に原因があると思っていたふしがあり、由希子ちゃんもまた、両親が教師だから自分がしっかりしないといけないと思っているようだった。

そのとき私は、小児科医になってまだ4年目で、子どもの精神的な病気を担当するのはまったく初めてだった。不安はあったものの、必ず由希子ちゃんを治してみせるという変な意気込みもあった。

しかし、治療は困難を極めた。由希子ちゃんがまったく口をきいてくれないのである。

通常は、患者と治療者が話し合う中で、患者の感情が開放され、問題点への気づきが生じて治療への突破口が開けるのだが、その最初の対話がまったくできないのだ。

それは、由希子ちゃんから、「あなたのことを私はまだ信用していないよ。心を許さないよ」と言われているように思えた。

無為に時間だけが過ぎ、その間も彼女の体重は減り続け、ついに点滴で栄養補給しなければならなくなった。毎日の点滴で血管がぼろぼろになり、点滴の針を血管に入れるのが難しくなってきた。点滴が失敗するたびに由希子ちゃんは大声で赤ん坊のように泣き叫んだ。

その頃の由希子ちゃんは、看護師にとっても扱いづらい問題児としてうとまれ、看護師らの不満は主治医である私に向かうようになっていた。看護師らにとっても初めての症例であるから、由希子ちゃんにどう接していいかがわからなかったのだ。

医療者が、患者の気持ちを理解できないままで、治療が成功するはずがない。看護師らにも、拒食症という疾患の本質を知ってもらいたい。由希子ちゃんの叫びの裏にある苦悩を理解してもらいたい。そういう思いから、私は毎週、定期的に看護師らと勉強会やミーティングを重ね、由希子ちゃんの治療法をさぐっていった。

あるとき私は、以前勤務していた病院で一緒に働いていた看護師が高校生のときに拒食症だったことを知り、その看護師さんにお願いして、ある日の勉強会で体験談を話してもらうことにした。体験者自身からそのときの心情を語ってもらうことで、由希子ちゃんの気持ちに少しでも近づきたいと思ったのである。

その勉強会は、熱心に質問する看護師も多く、一定の効果を上げたように思えた。

ところが、その翌週のこと。一部の看護師らが私の上司に、由希子ちゃんのような病気はここの病院では手に負えないから、彼女を転院させるよう直談判したということを知ったのである。

幸い、上司が反対したため転院は免れた。その日の帰り道、私は自分の無力さに打ちひしがれ、深夜の町をあてもなく歩き回った。見上げた夜空の月が、まるで目の中でぐらぐらと揺れているようだった。

そのときふと、ある精神科医の本にあった一文を思い出した。

「拒食症患者は、治療者からの愛と注目を生命をかけて求めている。治療者は患者とともに、いうなれば泥沼に入る覚悟がなければ本当の変化は起こらない」

この言葉を嚙み締め、私は由希子ちゃんに心を開いてもらうためにはどうしたらいいかと考えた。一生懸命考えたわりには出した結論は単純なこと。

「こちらも徹底的に心を開く」ということだった。

その日から私は、毎日由希子ちゃんに手紙を書くことにした。日常のささいなこと、前日にテレビで見たこと、最近読んだ本の感想など、とりとめのないことを書き綴った。毎日由希子ちゃんのベッドサイドに手紙を届けたが、彼女は私の前で封を切ることは一度もなかった。読んでくれているのかどうかもわからない。それでも私は、自分に与えられた宿題だと思って毎日手紙を書き続けた。しかし、由希子ちゃんからの返事は、1通たりとも来ない。感想さえ言ってくれなかった。

翌年の3月いっぱいで、私は別の病院に異動することが決まっていた。最後の日、私は由希子ちゃんに最後の手紙を持ってお別れの挨拶に行った。その日までに私が書いた手紙は100通近くになっていたが、彼女からの返事は、ないままだった。

最後の日に初めての手紙をもらえたら、ちょっとした感動ドラマの最終回といったところなのだろうが、実際には何も起こらなかった。寂しさを隠しながら、私は笑顔で由希子ちゃんに別れを告げた。彼女は最後まで目も合わせてくれなかった。

しばらくして、後に由希子ちゃんの主治医になった先生から、こんな話を聞いた。なかなか治療が進まないことを叱ったお母さんに、由希子ちゃんは「お母さん、由希子だって食べようと思わなかった日は1日もないんだよ。毎日、食べようとがんばっているんだよ。でも、どうしても食べられないんだよ」と涙を浮かべて訴えたというのである。

私は胸をつかれる思いがした。

私は由希子ちゃんが食べられるようになるという結果だけを求め、本当の彼女の気持ちを理解しようとしていなかったのではないか。毎日手紙を渡すという独りよがりな方法で、かえって彼女を追いつめていたのではないか。

私は、自分が由希子ちゃんにしたことをものすごく後悔した。

由希子ちゃんは、両親はもちろん、私や看護師といった周囲にいる大人たちから、ひたすら食べることだけを求められていた。その重圧は相当なものだっただろう。

子どもと信頼関係を築くことはとても重要である。しかし、そんなに簡単なことではない。私たち大人は、つい自分たちの考えを子どもに押しつけてしまうが、きちんと相手の立場に立って、時期と距離感を計りながら少しずつ歩み寄らねばならない。たとえ時間がかかったとしても、ちゃんと子どもの気持ちをわかってあげる努力をすること。そして、子どもが自分のことをとことん信頼してくれる大人たちがまわりにいると、心の底から信じられるようになること。それが小児科医の究極の目的ではないか。そんなことを由希子ちゃんから学んだような気がした。

親になるということ

小児科医をしている中での大きな喜びは、自分が関わった子どもたちが成長していく姿を見ることである。未熟児だった子が数年後再会したときに、ナマイキな口をきいていたりすると、命の尊さと不思議をしみじみ感じる。

毎年患者さんからもらう写真入りの年賀状も楽しみのひとつだ。写真の中で年々大きくなっていく子どもたちを見ていると、遠くから我が子の成長を見守るもうひとりの父親のような気持ちになる。

そんな年賀状の中で、とりわけ思い出深いのは、石田さんからいただく年賀状だ。石田さんの最初の子である大樹くんは、生まれた直後に行う検査で、フェニルケトン尿症と診断された。

フェニルケトン尿症とは、フェニルアラニンというある種類のアミノ酸を分解できない遺伝性の疾患で、分解できないアミノ酸が体の中にどんどんたまってしまうことで、脳に知的障害が生じる。障害が出ないようにするためには、その特定のアミノ酸を含まない特別なミルクや食事を摂り続けなければならない。しかし、この特定のアミノ酸はほとんどすべての食材に多少は含まれているので、食事の管理は並大抵のものではない。そのため、食事はものすごく制限される。食材ごとに1日に摂取していい量を覚え、厳密に守らなくてはならないのである。

フェニルケトン尿症の原因となる遺伝子を持った人は、男女ともにおよそ50人に1人いると言われている。その50人に1人という男女がたまたま出会い、結婚したとしても、その間にできた子どもが必ずフェニルケトン尿症になるわけではない。劣性遺伝なので、発症する確率は4分の1になる。

つまり、1／50×1／50×1／4になるので、確率的には生まれてくる子ども全体の1／10000（約1万分の1）がフェニルケトン尿症になるという非常に希なケースなのである。

大樹くんは、私が研修医になってまだ2ヵ月くらいのときに入院してきた。治療は、特別なミルクを与えて体の中のアミノ酸が正常になるようにコントロールすることが目的だった。大樹くんのお母さんは待望の赤ちゃん誕生の喜びに浸る間もなく我が子が入院することになり、不安な気持ちは相当なものだった。

我が子の容体や、今後の食事制限を考えて涙ぐむお母さんを慰めるのも、主治医である私の仕事だった。

幸い、良好なコントロールで大樹くんは体重もぐんと増え、2ヵ月後に退院できることになった。

退院の日に、私はお母さんから手紙をもらった。封筒には「大樹にとって病院のお父さんである先生」と書かれてあった。もし医者に通信簿があるとしたら、大樹くんのお母さんから「よくできました」の花マルをもらったような気持ちがして、なんだかとてもうれしくなったのを覚えている。

フェニルケトン尿症による食事療法は、脳細胞が成熟する成人頃までは厳密に続けなくてはならない。そのため退院してもお母さんの食事の苦労は続いた。ミルクだけでなく、離乳食、幼稚園のお弁当、給食に至るまですべて特別なものをつくらねばならないのである。外食やおやつにも気を使う。その心労は相当なものだったはずだ。

しかし、外来で時々出会うお母さんは、そのような苦労を少しも感じさせず、心から育児を楽しんでいるようだった。

私が転勤になって3年が過ぎた頃、昔の職場の同僚から大樹くんに妹ができたという話を聞いた。ところが、どのような神様のいたずらなのか、妹も大樹くんと同じフェニルケトン尿症だったというのである。それを聞いた私は驚き、ショックを受けた。

両親がフェニルケトン尿症の原因となる遺伝子を持っていれば、確かに4分の1の確率で同じ病気になるのだが、2人も続けてとは……。

大樹くんが入院したとき涙していたお母さんの姿が思い浮かび、今度会ったらどんな言葉をかけたらいいのだろうかと、私は思い悩んだ。

その後しばらくして、偶然お母さんにお会いしたとき、言葉を探して言いよどんでいる私をよそに、大樹くんのお母さんは笑顔でこう言った。

「先生、私は妹も大樹と同じ病気でよかったと思っているんです。だって妹が普通の子だったら、大樹だけ特別食で家族とは別メニューでしょ？　もしそうなったら、大樹がかわいそうじゃないですか。どうせなら家族みんな同じ食事を囲みたいじゃないですか」

その言葉を聞いて、私はハッとした。

そこにはあのとき不安に揺れて涙したお母さんの姿は微塵も感じられなかった。子とともに成長した、たくましい母親の姿だった。

「親になるということは、こういうことか」と私は深く感動した。そして妹もフェニルケトン尿症だったことでお母さんは悲しんでいると決めつけていた自分を恥じた。あのとき花マルをくれたお母さんから、今度は厳しい赤点をもらったような気がした。

私が親になるのはそれから7年後のことなのだが、あのとき私は「自分の子どもがどんな子であれ、その子をまるごと受け入れよう。全力で愛し抜こう。それが親になる覚悟を持つということだ」と、大樹くんのお母さんから学んだのである。

毎年届く大樹くんと妹が仲良く並んだ年賀状の写真を眺めるたびに思う。大樹くんの年齢はそのまま私の小児科医としての年月でもある。

小さないのち

あゆみちゃんが熱を出したのは、1歳の誕生日を迎えてから23日目の夕方のことだった。その頃、世間ではインフルエンザが大流行しており、お母さんは心配になって翌日かかりつけの耳鼻科であゆみちゃんを診てもらった。そのときは少し熱が下がっていたこともあり、医師は「熱がそれほど高くないからインフルエンザではなく、ただの風邪だろう」と診断し、風邪薬をくれた。

その日の夜の9時過ぎ、お父さんが買ってきてくれた大好きなアイスクリームを、嫌がって食べなかった。かなり熱も上がってきている。とりあえずもらった薬を飲ませてベッドに寝かせるとすぐに眠りについた。

1時間後、お母さんが様子を見に行くと、あゆみちゃんは嘔吐したふとんの上に顔を半分うずめていた。急いで抱き上げたが、見開いた目に力はなく、口は開いたままだった。意識不明の状態である。

両親は急いで救急車を呼んだが、救急隊員が連絡を入れた病院から、ことごとく受け入れを拒否される。救急車の中であゆみちゃんは小刻みなけいれんを続けている。ようやく着いた先は市の夜間診療所だった。

そこであゆみちゃんを診察した医師は「熱性けいれん」と診断するが、血液検査の異常を見ると直ちに他の病院へ転送することになった。いったん入院した病院でも、あゆみちゃんのけいれんは止まらない。そして、あゆみちゃんは大学病院に転送される。その病院は、あゆみちゃんの家からわずか10分のところにあるが、そこにたどり着くまでに実に5時間近い時間が経っていた。

検査の結果、あゆみちゃんは「インフルエンザ脳症」と診断された。

インフルエンザ脳症とは、インフルエンザにかかった小さな子どもが突然意識不明になり、けいれんを起こし、急激な病状の進行からきわめて重い状態になる病気である。その約50パーセントが命を落とし、生存しても後遺症が残ることが多い。

あゆみちゃんは懸命に病気と闘ったが、熱を出してからわずか6日目には脳死状態となり、さらに14日目に心臓の動きも止まってしまった。あゆみちゃんが天国に行く日の朝に、その予感がしたお母さんは、あゆみちゃんにこう語りかけた。

「あゆみちゃん、本当に長い間ありがとうね。お母さんのところに生まれてきてくれて、ありがとう。あなたが来てくれたから幸せだったよ。今日まで、お父さんとお母さんのためにがんばってくれて、ありがとう」

ある日突然、まだ幼い娘を亡くした両親の悲しみとは、いったいどれほどのものだろう。

数年後、あゆみちゃんのお父さんからこんな話を聞いた。

お父さんは、あゆみちゃんを亡くしてからずっと「あゆみは自分に対して何か言いたいことがあるのではないか。あるのなら教えてほしい」と思っていたそうだ。そのことを、ずっと強く願い続けていたという。

あゆみちゃんが亡くなってしばらく経った頃、神戸の町を歩いていたお父さんは、遠くの路面に1ヵ所だけキラキラと光っている場所があるのを見つける。何だろうと近づくと、それは阪神大震災の被災者へのメッセージを刻んだプレートで、何百枚も敷き詰めた中で、その1枚だけが光り輝いていた。

そのプレートには「たちなおって」という文字が書かれてあった。

それを目にしたとき、お父さんは、あゆみちゃんからのメッセージだと直感した。

それでもお父さんは、「あゆみはお父さんをどう思っているのだろう。自分を助けてくれなかったことをうらんでいるのではないか」と自責の思いを抱き続けていたという。

ある日、お父さんはたまたま入った電話ボックスの中で、まだ度数の残っているテレホンカードが忘れられているのを見つける。

そのカードには、こんな文字が書かれてあった。

「お父さん　愛してる」

それを見た瞬間、涙が溢れ出したという。


医者になってから、人間に魂があるのかなどということは、考えたこともなかった。目の前にある命を救うことで手いっぱいで、そんなことを考える余裕さえなかった。しかし、あゆみちゃんのお父さんの話を聞いて思った。人は死んだ後も魂が残り、愛する人を見守っているのかもしれないと。

いっぽう、あゆみちゃんのお母さんは、筆舌に尽くせない深い悲しみの中にありながら、その後、インフルエンザ脳症で亡くなったり、後遺症を残した子どもたちの親の会である「小さないのち」を設立し、お互いに支え合う活動を活発にしている。

II

病気から学ぶこと

大学病院に勤めていたときのこと。私の外来に、靖子ちゃんという小学校6年生の女の子がやってきた。靖子ちゃんは小児糖尿病で6歳のときからインスリンの注射をしているという話だった。今まで診てもらっていた病院では血糖値のコントロールが難しくなってきたとのことで、大学病院に紹介されてきた。

糖尿病は不摂生によって生じた病気という誤解は、糖尿病と闘っている子どもにとって、最も困った問題である。糖尿病は全国に1000万人の患者がいると言われており、発症する原因により、1型糖尿病と2型糖尿病の2種類に分類される。

1型糖尿病は主として自己免疫疾患が原因でなるタイプの糖尿病で、感染症などがきっかけで発症する。血糖値を下げる働きをするホルモンであるインスリンは、膵臓《すいぞう》の中にあるβ《ベータ》細胞というところでつくられている。自己免疫疾患による1型糖尿病では、自分の免疫細胞が暴走して、自らの膵臓を攻撃してしまうことからβ細胞が死滅してしまい、インスリンの分泌が低下してしまうのである。その場合、インスリンをもともとつくることができないので、外からインスリンを補ってあげなければならない。そのため、インスリン注射などの強い治療が必要になる。

それに対して、2型糖尿病は、過食や運動不足などの生活習慣が大きな原因のひとつとなる。日本人では、糖尿病患者の9割が、こちらの2型糖尿病である。

小児糖尿病は1型糖尿病であり、不摂生のためではない。小児糖尿病の子どもたちには、まったく非がないのである。

それなのに、子どもたちは毎日自分で血糖値を測り、複数回のインスリン注射をしなければならない。また、子どもの場合、その日の運動量やストレスによって血糖値がかなり変動するという傾向がある。そのため、治療を指導する医師との信頼関係はとても重要になってくる。

靖子ちゃんは素直でとてもいい子だったが、血糖値のコントロールが難しくなったというのは、もしかしたら前の病院で医師との関係がうまくいっていなかったのかもしれないと思った私は、彼女と接する際に細心の注意を払った。幸い、靖子ちゃんとすぐに仲良くなった看護師がいたおかげもあって、血糖値が良好にコントロールできるようになっていった。

彼女が通院するようになって半年ほど経った頃、月に1度の診察日にやってきた靖子ちゃんに、なにげなくたずねた。

「修学旅行はどこに行くの？」

もうすぐ修学旅行のシーズンだったからである。すると、彼女は意外そうな顔をしてこう答えた。

「え？　先生、私、修学旅行には行かれへんよ」

「どうして？」

「だって、糖尿病やから、連れて行かれへんって学校に言われてるし……」

よくよく聞くと、靖子ちゃんは1年生のときから遠足などの野外の学校行事には1回も参加させてもらってないという。外出先で、もしものことがあったら責任が持てないという学校側の判断で、遠足の日などは、彼女はひとり教室で自習していたというのである。

その話を聞いて、私は大変なショックを受けた。

糖尿病は血糖値がしっかり管理できていれば、まったく普通に生活できる病気である。子どもにはそのための教育もしっかり行うし、突然低血糖になったときに飲むブドウ糖も持たせてある。必要以上に生活を制限することは、子どものの心の発達にかえって悪影響を及ぼしかねない。

靖子ちゃんは、青空の下で草の匂いをかぎながらみんなで食べるお弁当のおいしさを知らない。布団にもぐり込んで枕を寄せながら夜通しおしゃべりする楽しさを知らないのだ。彼女はみんなが楽しそうに出かけていくバスを今までどのような気持ちで見送ってきたのだろうか。そして、そんな自分を、「糖尿病だから」とあきらめてしまっている……。

そんな彼女のことを思うと、学校の対応に強い憤りを覚えた。こんなときの私は、ミョーに燃えてしまうのである。自分がそんな目にあっているかのような気持ちになり、おっちょこちょいの正義感がむくむくと湧き上がってきてしまうのだ。

さっそく私は靖子ちゃんの通う学校に意見書を書いた。彼女が糖尿病を自分でしっかりとコントロールできていることや、外出先で起きそうなアクシデントとその対応を詳しく述べ、靖子ちゃんが修学旅行に行けるよう配慮してもらうことをお願いした。

ところが、学校側の答えは「ノー」だった。医師が同行しないので、緊急時に教師だけでは判断できないというのである。

こうなったら、直接学校に掛け合うしかない。

私は学校に出向き、校長先生、教頭先生、担任の先生らに、インスリン注射をしながらも活動しているプロスポーツ選手の例をあげて、説得を試みた。それでもまだ学校側は渋っていた。

「やはり医師が同行しないと難しいですね……」

そう言って結論を変えない教師たち。

しびれを切らした私は、つい言ってしまった。

「わかりました。私が同行します。もちろん、私は自分で勝手に行くわけですから、自費で行きます」

教師たちは、「こいつ、頭がおかしいんじゃないか？」という顔をしていた。自分でもどうかしていると思う。私に学校の方針に口出しする資格も権限もなければ、学校がそんなことに許可を出すはずがないこともわかっている。それでも、修学旅行の間、たったひとり教室で自習をする靖子ちゃんの姿を想像すると、言わずにはいられなかったのである。

しかし、そこから学校側の対応が変わってきた。主治医がそこまで言うのなら、と、校内で再度検討を重ね、ついに靖子ちゃんが修学旅行に行けることになったのだ。

このときの学校の勇気ある判断には、心から感謝した。

次の診察日にやってきた靖子ちゃんに聞いてみた。

「修学旅行、楽しかった？」

「楽しすぎて、もう最高だった！」

そう言ってスキー場での集合写真を取り出して、友達と夜通し話していたことや、生まれて初めてしたスキーのことなど目を輝かせて話してくれた。本当にとてもうれしそうだった。そしてこうつけ加えた。

「でも、血糖値を測るのは忘れなかったよ。私が血糖値を測ったりインスリンを注射するところを初めて見る子もいて、いろいろ質問された。私が本当に糖尿病だったんだって今さらビックリしてた子もいたよ。なんか、病気のことをわかってもらえて、よかったと思うよ。今まではどちらかというと、隠してたんだけどね。もっと、みんなの前で、堂々と注射しといたらよかったよ」

それまで学校で血糖値の自己測定やインスリン注射をするときは保健室でしていたが、これからは教室で行うという。

そして、靖子ちゃんは「これ、先生に」と言って修学旅行のお土産をくれた。その小さなクマのぬいぐるみは、今でも私の机の上にちょこんと座っている。

私が小児科医になった理由

最近、「先生はなぜ小児科医になったのですか」と聞かれることが続けてあった。そのように聞かれると、一応「子どもが好きだからです」と答えている。もちろん嘘ではないが、あらためて考えてみると、どうもそれだけではないかもしれない。

医学生は5年生から臨床実習が始まり、20くらいあるすべての科で実習を行う。ひとつの科を2週間くらいかけて患者さんのそばで勉強するのだが、そうした中で医学生は自分の進みたい専門科を最終的に選択していく。

4人の学生がひとつのグループになって各科を回るのだが、私たちのグループが整形外科を回っていた期間に、1日だけ市内の肢体不自由児施設を見学する実習があった。肢体不自由児施設とは、運動機能に障害を持った子どもが訓練する施設のことである。訪れたのは80人ほどが生活する、わりと大きな施設だったが、常勤の医師は2人しかおらず、2人とも整形外科医だった。その日は、子どもたちの運動発達のための訓練をする理学療法士のA先生が施設を案内してくれた。

私たちが廊下を歩いていると、車椅子に座った少年が、机の上のタイプライターのキーを押しているのが見えた。学校の教室くらいの広さの部屋で、ぽつんとひとり、タイプライターに向かっている。A先生から、その少年が進行性筋ジストロフィーだと知らされた。

進行性筋ジストロフィーとは、筋肉がじょじょに弱くなり、10歳前後で歩けなくなり、14～15歳で寝たきりになってしまう病気である。呼吸するのに必要な筋肉の力すらもなくなるため、成人できずに亡くなることが多いとされていたが、現在は進歩した呼吸器の使用により30歳くらいまで生存できるケースも珍しくなくなった。しかし、いずれにしても長くは生きられない。

その少年は、中学生くらいに見えた。ひとつのキーを押すのにもかなり時間がかかっている。おそらく動かせる指も限られているのだろう。私たちはその姿をガラス越しに眺めていた。

するとA先生は、私たち学生にこう言った。

彼と同じ病気の子どもがこの施設には3人いて、自分が20歳まで生きられないことを知っている子もいます。あのような子どもたちは風邪をひくだけで命に関わることもあるんですが、うちの施設には内科や小児科の医師がいないため、週に1回の非常勤の内科医が回診に来るまで治療が遅れるんです。

私たちとしては、とくに小児科医の先生に常勤医でいてほしいんですが、大学病院の小児科医局には派遣するだけの医師が足りなくて来てもらえないんです。学生さんたちは何科のお医者さんになるのかはわかりませんが、このような子どもたちがいることを決して忘れないでください。

臨床実習を終えて、小児科医を選択する学生は圧倒的に少ない。不人気の理由は、単純にきついからだ。なぜなら小児科医の数が少ないからで、大学病院などでは24時間交代制で対応せねばならず、満足な睡眠もとれない。そのため小児科医は敬遠される。そうすると小児科医を目指す学生がますます減るという悪循環に陥っている。

少年が訓練している部屋から離れるとき、私は何気なく振り返った。少年はじっとこちらを見つめていた。目が合ったのは5秒間くらいだっただろうか、先に視線をそらしてしまったのは私だった。彼が気を悪くしたのではないかと思ったのだ。白衣を着た人間がぞろぞろとやってきて、自分を遠巻きに眺めている。見せ物じゃないんだと言われているような気がした。そのときの少年の視線は、その後もずっと私の頭に残っていた。

実際に私が小児科医の道に進むのを最終的に決心したのは卒業間近になってからだったが、あのときの少年の瞳に込められていた思いに報いたいという気持ちが私に決心させたような気がする。

人が人になるために

大学病院から転勤になり、新たに働き始めた重症心身障害児施設にある少女がいた。加寿代ちゃん、16歳。

彼女がこの施設に入所してきて、9年が経ったが、加寿代ちゃんが入所してから、彼女の親は一度も会いに来たことはない。加寿代ちゃんは、生後すぐに両親から養育を放棄され、保護施設に入所した。その後もさまざまな施設に回され、7歳のときにたどり着いたのがこの重症心身障害児施設だった。施設から道ひとつへだてた養護学校へ彼女は毎日通う。

加寿代ちゃんには重度の知的障害があった。しかし、その障害は、先天的なものなのかどうかは不明だ。というのも、加寿代ちゃんは生まれつき目が見えないし、耳も聞こえない。そのために口もきけない。三重苦である。生まれつき、音と光のない世界に閉じ込められた人間の成長が、どれだけ困難かは、少し考えればわかる。人間の脳は、外界からの刺激があって、初めて発達していくのである。

医学生のときに読んだ本の中に、こんなエピソードがあったのが、今も強く印象に残っている。13世紀頃の、確かドイツでの話だったと記憶している。

当時のヨーロッパでは捨て子が多く、捨て子を育てる乳児院がたくさんあったそうである。ある学者が、新生児が生後に受ける刺激の違いによって、発育にどのような影響が及ぼされるかを調べるために、乳児院にいる赤ん坊を使って実験をした。一方のグループの赤ん坊には、乳母《うば》が声をかけながら母乳を与えた。他方のグループの赤ん坊には、哺乳や入浴は完全にさせるが、声かけや抱っこなどのスキンシップをいっさい禁じた。両グループにはどのような差が出たか。

この実験を企てた学者はもともと、両グループでの言語発達の差を見ることが目的だったらしい。ところが結果的には、言語発達どころか、もっと決定的な差が現れた。声かけやスキンシップをいっさい受けずに育てられた赤ん坊は、ほとんど全員が死亡したのである。

この実験結果は、私たちにいろいろなことを示唆する。赤ん坊にとって声かけや肌の触れ合いなどの外界からの刺激は、いわば心の栄養とも言うべきものであって、栄養学的な栄養以上に必要不可欠なものなのだ。人間は愛情がないと生きていけないのである。仮に生き延びたとしても、取り返しがつかない重い障害を脳と心に刻み込むだろうことは想像に難くない。

加寿代ちゃんは、手に触れたものを何でも口に入れてしまう。うっかり職員が近くにおいたティッシュペーパーなども、口に詰め込む。運動場にしゃがみ込めば、土を食べる。花や雑草なども加寿代ちゃんにとっては、食べ物である。

音も光もない真っ暗な世界の中に生きる加寿代ちゃんにとって、自分が生き延びる術は、手当たり次第に食べることしかなかったのであろう。

ある日私は、我が家で飼い出したばかりの子犬を施設に連れて行き、加寿代ちゃんに抱っこさせてみた。おそらく彼女はそれまでの人生の中で、自分よりも小さな、温かい血の通った命あるものをその腕に抱きとめたことがなかっただろうと思い、小さな命を抱くことで、彼女の心に何か変化が起きないかと考えたのである。

差し出した両腕に子犬をのせられた加寿代ちゃんは、明らかに戸惑っていた。彼女は、自分に残された感覚である嗅覚と触覚を総動員させていた。犬のにおいをくんくん嗅ぎながら犬の手触りを味わっていた。次の瞬間、加寿代ちゃんは子犬を思いっきり噛んだ。悲鳴をあげる犬と、あわてて加寿代ちゃんから犬を引きはがそうとする職員。ちょっとした騒ぎになった。

加寿代ちゃんに、子犬をかわいいとか愛おしいと思うような感情があるかどうかはわからない。それどころか、加寿代ちゃんは、犬というものがこの世に存在することすらおそらく理解していないだろう。彼女にとって、口に入れたり噛むという行為は、彼女の残されたすべての感覚を総動員させて、それが何であるかを理解するための、彼女なりの手段だったのだろう。

加寿代ちゃんにはもうひとつ、職員を悩ませる問題行動があった。自分が出した便を自分の服や布団や壁になすりつけるのである。これは、障害児だけでなく認知症のお年寄りにもしばしば見られる行動である。なぜこのような行動をとるのかは不明だ。しかし、加寿代ちゃんの場合、何となく理解できるのだ。目が見えない彼女にとって、手に触れるものがいったい何であるかはわからない。唯一わかるのは、自分の体から出てきた便なのである。彼女にとって絶対に安全で安心できる唯一のもの。それが自らが出した便なのだ。

その当時、施設の言語聴覚士であるM先生の指導のもとに、職員全員が加寿代ちゃんに指文字を教えて、彼女とコミュニケーションをとろうと試みていた。言語聴覚士とは、言語発達に遅れがある子どもや、脳梗塞などで言語障害になった患者の言葉の訓練をする専門職である。

まず、指文字で「好き」と「嫌い」を教えることになった。自分の手の甲あるいは相手の手の甲を手のひらでぽんぽんと叩くのが「好き」、人差し指でつんつんとつつくのが「嫌い」。

3年間試みを続けたが、何の成果も上がらなかった。年に1回ある検討会で、3年間の努力は無駄だったのではないか、加寿代ちゃんに指文字を理解させることなどしょせん無理なことなのではないか、という意見が看護師らのグループから出た。能力のない者に能力以上のものを教えようとする行為は無駄だから、一刻も早く見切りをつけるべきだ、と考えているようだった。看護師側の意見は強硬だった。

加寿代ちゃんに指文字を教える試みは、M先生だけの努力では成功しない。加寿代ちゃんに関わるすべての職員が、一貫した取り組みをすることで初めて成し遂げられるものだ。従って、看護師らの協力が得られなければ、この試みはとうてい成功しない。

30人以上いる看護師対たった1人のM先生。会議のゆくえを見守っていた私は、M先生が看護師らの意見に押し切られて、この指導プログラムを強制終了させられることになるだろうと思った。

M先生は静かに言った。

「障害児療育が失敗する原因のほとんどは、成果が出る前にあきらめてしまうからだと思います。あきらめずに愚直に成功するまで続けること。3年やってダメなら、4年やる。4年やってダメなら5年やる。それが大切だと私は思います」

加寿代ちゃんの指導を巡って職種間の対立構図が鮮明になり、会議室の空気に緊張感がみなぎった。しばらくの沈黙の後に、医師である私に、意見が求められた。

私は、私の意見がこの会議の結論を決定づけてしまう可能性があることを意識しながら、慎重に言葉を選びつつ次のような意味のことを話した。

「生まれたときから家族の愛情を受けることなく育った加寿代ちゃんに、M先生は加寿代ちゃんの入所以来ずっと寄り添ってきた。いわば、M先生は加寿代ちゃんの母親だ。我が子の発達をあきらめる母親などこの世にいない。そして、施設の子どもたちがここにいる間は、すべての職員は父親であり、母親でなければならないと思う」

加寿代ちゃんの指文字指導は、4年目も続けられることになった。

4年目、加寿代ちゃんは、指文字で「好き」「嫌い」を表現できるようになった。5年目、加寿代ちゃんは職員側からの「OK」「ダメ」の意思がわかるようになった。

おそらく、加寿代ちゃんはここまできてようやく、自分の気持ちを他人に理解してもらえる喜びを知り、自分がこの世に存在していることを実感しただろう。闇に閉ざされていた彼女の世界に、初めて光が射し込んだ瞬間だった。

人は、この世で自分の居場所を確認したときに初めて、人間を自覚する。そのためには、親をはじめとする周囲の大人たちの、「ここにいていいんだよ」という愛情に満ちた触れ合いが不可欠だ。加寿代ちゃんは今ようやく、自分という存在を自覚し、新たな発達の扉を開いた。この扉は、M先生の絶対にあきらめない熱い思いがなければ、決して開かれることはなかっただろう。

6年目、加寿代ちゃんは便をまわりになすりつけることなく、トイレできちんとすることができるようになっていた。

その年の秋、施設の中で行われた演芸会で、職員らがいろいろな出し物を演じた。観客席に座る加寿代ちゃんの隣に、ぴったりと寄り添って手をつなぐM先生。加寿代ちゃんには、舞台から奏でられる音楽や歓声は聞こえない。しかし、加寿代ちゃんの手は、ずっとM先生の手をぽんぽんと優しく叩いていた。後ろから2人の背中を見ていた私には、2人が本当の母娘のように見えた。

自閉症の世界

武くんと出会ったのは、私が医学部1年生の秋の頃。彼は普通高校に通う高校2年生だった。

当時私は、自閉症の子どもたちと遊ぶボランティアサークルに関わっていた。サークルに通っていたひとりの子どもの保護者から紹介されて、武くんの家庭教師をすることになったのである。

自閉症とは、目や耳から入る感覚刺激が脳で処理される過程で障害を受ける、脳の機能障害と考えられている。

その特徴は人間関係でとくに強く表れる。他人の声が不快な雑音に聞こえたり、他人に触れられることを、たとえそれが自分の母親であっても嫌がることがある。気に入った遊びがあると、それにいつまでも没頭する。そんなときに邪魔が入って自分の世界を乱されると、恐怖と怒りでパニックになる。

そうした行動と言葉のイメージから、自閉症とは自分の殻に閉じこもって人と話すのが苦手な人という意味にとられやすい。しかし、それは健常者からの目線であり、思ったようなリアクションが返ってこないからそう呼んでいるにすぎない。確かにコミュニケーションは成立しづらいが、自閉症の人も何を言われているかは理解している。ただ、それにうまく反応することができないのである。つまり、インプットはできるが、アウトプットに問題があるだけなのだ。

自閉症の中には、非常に知能が高く、ずば抜けた技能を持つ例が少なからずある。芸術的才能が優れていたり、難しい計算を一瞬で解いたり、１００年分のカレンダーを暗記している人もいる。このような特殊な能力を持った自閉症をサヴァン症候群と称することもある。

武くんもそんなひとりだった。武くんは数学が得意だった。教えた公式はすぐに理解する。微分積分などの難しい問題もすらすら解いた。しかし、わからない箇所があっても自分から質問することはない。だから、彼が詰まっているところを見つけ、そこを教えるという感じだった。

そして、彼には強いこだわりがあった。すべての直線を定規で描かないと気がすまないのである。どんな小さな直線も、である。

数学に出てくる記号の「=」(イコール)の横棒や、「×」(かける)のバッテン記号も全部定規を使って描くのである。それも30センチの定規で描くので、ひとつの数式を書くのにも、長い定規がバッタンバッタンと何十回も音を立ててノートの上を動き回る。そんな調子だから、確実に問題を解いていくのだが、時間がかかってしょうがない。テストではいつも時間切れになるので点数は良くない。しかし、時間制限がなければ、彼は上位の成績だったろう。

武くんのお母さんに、彼が小学生のときに描いた絵を見せてもらったことがある。

大きな画用紙に描かれたその絵は、一見、縦横無尽に直線が引かれているだけのように見えた。しかし、よく目を凝らして見ると、約5ミリの間隔で並んでいる一本一本の直線がすべて電車の絵であった。それも、ちゃんと窓や車輪やパンタグラフも描き込まれている。それが画用紙中に何百本も交差して描かれていた。超人的な集中力である。

だが、武くんもやはり協調性を重んじる学校社会では苦労していた。武くんには他人の感情を理解する力が弱い傾向が見られた。一方、自分の感情には正直である。嘘をつくということはありえないし、他人が嘘をつくことも理解できない。

人間関係は、時には互いに嘘をつき合うことで円満にいくこともある。例えば人から贈り物に食べ物をもらった場合、あまりおいしくなかったとしても「おいしかったです」と感謝の言葉を述べる。正直に「おいしくなかったです」

と言うと、人間関係が壊れるからである。

自閉症の人は正直ゆえにそれができない。どんなことにも、正直に反応してしまい、自分の本当の気持ちを素直に表現してしまう。もちろん、言葉の発達が遅れていることが多いため、一見したら言葉数が少ないように見える場合が多いのだが、身体表現による自己主張は豊かで、時には過激である。

クラスメートらはそんな武くんの反応をおもしろがって、からかいやいじめの対象にしていた。

3年生になり、武くんも進路を考えないといけない時期になっていた。

両親は武くんにもっと協調性の訓練をして社会に適合させようと考えているようだった。しかし私は、武くんの長所や才能を育てて活かすことが大事だと感じていた。結果的に武くんは私の勧めもあり、デザイン関係の短期大学に進学した。

何が人間にとって大切なのか。人が生きる上で、最も重要な価値とは何か。

障害を持った子どもたちと関わるとき、つねに私は彼らから、この大きな問題を突きつけられてきた。

私がこの世に生まれ、どんな職業に就きたいかと考えたとき、弱い人たちを助けたいという気持ちから、医師という職業を選んだ。そして、幼くか弱い存在である子どもたちの命を救いたいと、小児科医を目指した。さらに、小児科医になって8年経って自分をあらためて見つめ直したとき、障害を持った弱い子どもたちに寄り添いたいという気持ちから、重症心身障害児施設を職場に選んだ。

そうした小児科医としての仕事の中で、多くの病気の子どもたちを見てきた。障害を抱えて懸命に生きる子どもたちを見つめてきた。

子どもたちは物心がついたときから、他人よりもたくさんできるほうがよい、他人よりも早くできることがよいという価値観の中で育てられる。小学校、中学校、高校、大学と続く学校教育の中では、つねに、他人との知識量と早さを競う競争に駆り立てられていく。

大正時代から昭和にかけて活躍した童謡詩人、金子みすゞの詩に「私と小鳥と鈴と」という作品がある。

私が両手をひろげても、
お空はちっとも飛べないが、
飛べる小鳥は私のように、
地面《じべた》を速くは走れない。
私がからだをゆすっても、
きれいな音はでないけど、
あの鳴る鈴は私のように、
たくさんな唄はしらないよ。
鈴と、小鳥と、それから私、
みんなちがって、みんないい。

「みんなちがって、みんないい」という感覚をみんなが持ち、一人ひとりがかけがえのない存在として大切にされる社会。そんな社会の中で子どもたちが育てられていけば……そんなことを私は勝手に夢見ているのである。

パパとママへの手紙

由香子ちゃんと出会ったのは、私が研修医2年目で、彼女が4歳の頃、幼稚園の年長組さんだった。1週間熱が下がらず、かかりつけの小児科医で血液検査をしたところ、白血病の疑いが濃いということで、大学病院に紹介されてきた。直ちに入院となり、骨髄穿刺《せんし》という検査をすることになった。

骨髄穿刺検査とは、背骨に針を刺して骨の中に入っている骨髄を抜き取って、どれくらい白血病細胞が含まれているかを調べる検査であり、白血病の種類と程度を調べるためには、必ずしなければならない検査である。硬い骨に無理やり太い針をこじ入れるのだから、かなりの痛みをともなう。4歳の小さな女の子にはもちろん、医師にとっても、辛い検査である。

由香子ちゃんは、目がくりくりとした、運動が大好きな女の子で、体操教室で飛んだり跳ねたりするのが大好きだった。最近は、自転車に乗る練習に夢中になっていたという。それが、突然の入院である。自分にいったい何が起きたのか、彼女に理解できるはずはない。彼女の瞳は、不安の色でいっぱいであった。

看護師が勇気づけながら検査を受けるよう説得するのだが、由香子ちゃんは泣いて暴れて、嫌がった。あまりにも激しい拒否反応だったため、由香子ちゃんの気持ちが落ち着くまで、いったん説得を中断することにした。

検査が終わるまで廊下で待機してもらっていたお母さんに部屋に入ってきてもらった。お母さんにとっても、我が子がこんな検査を受けなければいけないということは、胸がつぶれる思いだったであろう。お母さんは、泣きじゃくる由香子ちゃんを抱きしめ、彼女の耳元で何かをつぶやいていた。激しく泣いていた由香子ちゃんは、お母さんの言葉にじょじょに泣きやんでいった。鼻水をすすりながらも、うんうんとうなずいていた。

「じゃあ、がんばってみる？」とお母さんは由香子ちゃんにたずねた。由香子ちゃんは力強くうなずいた。まわりでその様子を見守っていた医師と看護師たちは、お母さんは由香子ちゃんにどんな魔法の言葉をかけたのだろうか、と不思議に思った。

お母さんは医師のほうに向き直って、言った。

「先生にお願いがあります。由香子にする骨髄穿刺検査を私にもしてください。そして、私がその検査をがんばる姿を見たら、由香子も検査をがんばる、と約束させました。お願いします」

医師らは言葉を失った。このような申し出をした親は、初めてであった。それはちょっと……と言いよどむ医師たちに、お母さんはさらに強く言った。

「私は、由香子がこれから病気と長い闘いをしていかなければならないと覚悟しています。私も、由香子と一緒に、病気と闘いたいのです。そのためには、由香子が引き受けなければならない痛みや辛さを私もできるだけ共有したいのです。気持ちだけでなくて、五感すべてを使って、共有したいのです。お願いします」

医師らは、お母さんの真剣な表情に、たじろいだ。

「いや、お母さん。それは無理です。病気でない人に針を刺すということは、治療行為ではないので、傷害罪になるのです。違法行為になります」と医師は困惑しながら答えた。

「それはわかります。でも、針を刺される側の私が納得しているのです。先生方に迷惑をかけることは絶対にありません。ですから、お願いします。そうすれば、由香子も検査をがんばると言っているんです」

今度はお母さんを説得しなければならない状態になった。

「お母さんの気持ちは理解できます。でも、そんな前例はありませんし、それで必ずしも由香子ちゃんの治療がうまく進むとは限りません」と医師はなおも言った。

お母さんは静かに、しかし毅然《きぜん》と言った。

「そんなことは関係ありません。私はこの病院に来るまでに、いろいろ考えて、決心したのです。由香子が苦しくてご飯を食べられないときは、私も食べません。由香子が足を切らなければならないときは、私も足を切り落とします。そして、神様に由香子を助けてもらうのです。神様に頼んで、私の寿命を由香子に分け与えてもらうのです」

その部屋にいたみんなが、お母さんの決意を聞いた後、黙り込んだ。そして、身動きできずに、立ち尽くしていた。

その言葉のインパクトを吸収するのに、みんな時間をかけていたとき、ふいに由香子ちゃんが叫んだ。

「ママ、大丈夫だよ！　由香子、検査がんばるよ！　ひとりでがんばれるよ！　だから、ママはそんなことをしなくていいよ」

主治医が目を潤ませながら、由香子ちゃんの手を取り、強く握った。そして、こう言った。

「由香子ちゃん、先生も一緒にがんばるよ。そして、必ず由香子ちゃんを治す。約束するよ。だから、がんばろうね」

由香子ちゃんがにっこり笑ってうなずいた。お母さんが深々と頭を下げて、由香子ちゃんを残して部屋を出た。由香子ちゃんは、検査の間、痛みに涙を流していたが、廊下で待っている母に泣き声を聞かれないように、必死で声を噛み殺していた。

検査の結果、由香子ちゃんの白血病は治りやすいタイプの白血病であることがわかった。

主治医も、お母さんも、希望を持って治療を開始した。抗がん剤治療を始めると髪の毛が抜けるということを知らされて、由香子ちゃんは不安そうな顔をした。

「髪の毛はまた生えてくるから、心配ないよ」

看護師が由香子ちゃんの手を握りながら優しく励ました。

「違うの。由香子の髪の毛がなくなったら、ママも髪の毛を切って『ぼうず』にしちゃうんじゃないか心配なの。ママの長いきれいな髪の毛、由香子は大好きだから」

由香子ちゃんは、自分のことではなく、お母さんの心配をしていた。それをそばで聞いていたお母さんは、一瞬、顔をゆがめて泣きそうな顔になったが、すぐに笑顔をつくって由香子ちゃんに言った。「じゃあ、ママは髪切らないでいるわね。ママの髪の毛を由香子ちゃんにあげるね」

由香子ちゃんは、絵が上手だった。同室になった同じ病気のお友達や、医師や看護師の似顔絵をたくさん描いていた。私は、由香子ちゃんと同室の、自分が主治医になっている患者を回診に来たときは、隣のベッドの由香子ちゃんの絵をいつも見せてもらっていた。見せてもらいながら、私は由香子ちゃんに聞いてみた。

「由香子ちゃん、絵が上手だね。将来は漫画家になったら?」

由香子ちゃんは言った。

「由香子は、お医者さんになりたい！　そして、病気の子を治してあげるの。由香子みたいな病気の子を元気にしてあげたい」

「そうかあ。じゃあ、由香子ちゃんがお医者さんになるのはちょうど20年後だから、オレ、まだこの病院にいるかなあ。もしいたら、由香子ちゃんもこの病院で、一緒に働こうね」

由香子ちゃんは、まっすぐに私を見て瞳をきらきらと輝かせながら、「うん！」と大きくうなずいた。

白血病の治療は、数年かけて入退院を繰り返しながら抗がん剤を定期的に何回か投与して、無秩序に増殖しようとする白血病細胞を根絶やしにしていく治療である。

由香子ちゃんの最初の抗がん剤治療が終わった。血液の中の白血病細胞を抗がん剤で駆逐した後で、正常な細胞が立ち上がってくるはずなのだが、由香子ちゃんの場合、正常細胞の回復が最初の予想より悪かった。それでも、なんとか順調に治療は進んでいった。

3年後、順調だったと思われていた由香子ちゃんの白血病が再発した。由香子ちゃんは7歳になっていた。私はそのとき、研修医期間を終えて臨床研究医として大学病院に籍を置いており、由香子ちゃんと再会した。臨床研究医とは、文字通り、病棟で患者さんの主治医となって治療する臨床医としての仕事をしながら、医学的な研究もするという立場である。再び入院してきた彼女はさぞ気落ちしているかと思っていたら、相変わらず明るくて楽しい子であった。絵を描くのが好きなのも、変わっていなかった。絵は一段と上手になっていた。

私は、由香子ちゃんと絵を見ながらおしゃべりするのが大好きだった。由香子ちゃんは、「これは遠足に行ったときの絵。これは、家族で動物園に行ったときの絵」などと、解説してくれた。私は、由香子ちゃんと絵の話をしながら、聞いてみた。

「由香子ちゃんは前にお医者さんになりたいって言ってたの、覚えてる？　今もお医者さんになりたい？」

「うん。でもそのためには、いっぱいお勉強しなきゃいけないって、ママが言ってた。先生はいっぱいお勉強した？」

「まあね。だけどがんばり屋の由香子ちゃんなら、大丈夫だよ。お医者さんになってほしいよ。でも、病気になったせいで学校を休まなきゃいけないから、みんなと一緒に勉強できなくて残念だよね」

由香子ちゃんは、ちょっと考えるそぶりを見せてから、言った。

「私がお医者さんになりたいって思ったのは、私が病気になって入院したからなの。病気にならなかったら、お勉強しようって思わなかっただろうから、病気になってよかったのかもね」

7歳の女の子とは思えない肯定的な言葉に、私は驚いた。

神様、どうか彼女の夢がかないますように。私は祈った。そして、何か不吉で禍々《まがまが》しい予感が立ち上がってくるのを必死で振り払った。

前回よりお姉さんになった由香子ちゃんは、自分よりも小さな子のお世話を自ら進んでしてくれた。痛い検査の後で泣いている5歳の男の子を慰めるのは、彼女のいつもの役目だった。病院の誰もが彼女のことを好きだった。

その年の七夕の日、小児科病棟のプレイルームでは、入院している子どもたちが思い思いの願い事を短冊に書いて、笹の葉に飾った。みんなは「早く退院できますように」とか「早く病気が治りますように」という願いを書いていた。しかし、由香子ちゃんの願いは「パパとママとチコちゃん（飼っている犬の名前）が病気になりませんように」というものだった。

再度の抗がん剤治療も、治療開始当初は効果があったように思えたが、時間が経つと再び白血病細胞が増殖を繰り返してきて、彼女を治癒させることはできなかった。

抗がん剤治療と並行して、骨髄移植の可能性を探っていたが、そのためには、骨髄のタイプが一致したものを移植することが必要条件である。由香子ちゃんの骨髄のタイプと一致する骨髄はなかなか見つからなかった。

みたび由香子ちゃんの病状が悪化してきて、治療の必要に迫られていた。その当時、ようやく比較的タイプが似た骨髄が見つかっていたため、医師と家族が話し合った結果、成功する確率は五分五分だが骨髄移植に懸けてみよう、という結論になった。

その年の10月、由香子ちゃんは骨髄移植のために入院してきた。由香子ちゃんは9歳、小学校3年生になっていた。骨髄移植をする前には、今ある骨髄を空っぽにする必要がある。そうなると、免疫力が低下するので、感染症にかかりやすくなる。そのため、骨髄移植の準備が始まったら、人の出入りが制限される無菌室で長期間過ごさなければならなくなる。無菌室はガラス張りの部屋で、外とはインターホン越しの会話になる。

あるとき無菌室の中の由香子ちゃんは、ガラスの向こう側のお母さんにこう言った。

「ママ、私がいなくなっても、ひな祭りの日には、おひな様を飾ってね」

今は10月。ずいぶん先の話である。

「由香子、おかしなこと言わないで！　来年のひな祭りは、おうちで一緒にひな祭りしましょ！」

「そうだね。でも、ママ。約束だよ」

お母さんは泣いてはいけない、と思いながらも、涙を止めることができなかった。

その後由香子ちゃんは、一度も退院することなく、3ヵ月後に亡くなった。感染症により血液の中に細菌が入って、全身の臓器が働かなくなる、多臓器不全という状態になったのである。骨髄移植の経過中は、感染症予防のために抗生剤が投与されているのだが、由香子ちゃんの場合、抗生剤の効きが悪く、治療に追われているうちに急激に多臓器不全が進行するという、不運な経過をたどった。いったんはもちなおしたかに思えたが、最後は力尽きて、家族と多くの病院スタッフらに見守られ、由香子ちゃんは天国へ旅立った。9年間の短い命だった。

由香子ちゃんが亡くなって数ヵ月経ってから、由香子ちゃんの主治医のもとに、由香子ちゃんのお母さんから手紙が届いた。手紙には、次のようなことが書かれていたという。

由香子ちゃんが亡くなってから、お母さんはしばらくは何も手につかない状態だった。由香子ちゃんの持ち物を目にするたびに涙が溢れてくる毎日。お母さんは、そのあまりにも大きすぎる喪失感に阻まれて、一歩も前へ進めない日々が続いていた。

その年の3月、お母さんは由香子ちゃんとの約束をふと思い出した。ひな人形を飾ってほしいとの由香子ちゃんの願い。正直、亡くなった我が子のためにひな人形を飾るのは気が重い。しかし、由香子ちゃんとの約束である。お母さんはひな人形を飾るため、人形の入った箱を開けた。

お内裏様の人形の胸に、「パパ」という文字を刺繍した布が巻かれてあった。同じく、おひな様には「ママ」と刺繍した布。そして、三人官女のうちのひとりに、「由香子」と刺繍した布が巻きつけてあった。

そして、箱の中には手紙が入っていた。こんな文だった。

パパとママへ
今までありがとう
パパとママの子に生まれてこられて、しあわせでした
わたしはいなくなっちゃったけど、しんぱいしないで
このおひなさまみたいに、おおぜいのお友だちにかこまれて
楽しくすごしています
だから、悲しまないでね
こんど生まれ変わったら、お医者さんになりたいな
そのときは、パパ、ママ
わたしを見つけてね

III

私の名前を呼んで

小児科医になって6年目の年。大学病院に臨床研究医として働いていたときのことである。出生直後、直ちに大学病院に搬送されてきた女の子がいた。上唇の中央部から鼻にかけて左右に大きく割れている。口唇裂《こうしんれつ》という顔面の奇形である。さらに左手首から先の欠損。右手は指が2本のみ。そして、先天性の重い心臓病。表面上の奇形はともかく、心臓病は、直ちに手術しないと命に関わるものだった。手術をしなければ、その子の命は、数ヵ月で終わってしまうのは、明らかであった。

当然、手術を目的に大学病院に搬送されてきたのだが、付き添ってきた父親は手術を拒否した。この子が生き延びても不幸になるだけだから、このまま死なせてくれ、と言い残して、さっさと帰ってしまった。だからといって、本来なら助かるはずの赤ちゃんをこのまま何もせずに死なせるわけにはいかない。なんとか手術を受け入れてもらえるよう説得するため、病院側は両親に来てもらおうと何度も連絡を取ったが、父親は「絶対に手術はしてもらいたくない。亡くなってから連絡してくれ」と言うだけだった。

それならば祖父母から説得してもらおうと、祖父母に連絡を取ったら、両親の祖父母4人がそろってやってきた。彼女には付き添う家族がいないため、ナースステーションの中に保育器が持ち込まれ、その中に寝かされている。そのの保育器を前にして、祖父母らと主治医、医局長が話し合いを始めた。私をはじめ、ナースステーションの中で働く多くの医師・看護師らが、少し離れた場所でそれぞれの仕事をするふりをしながら、聞き耳を立てて話し合いのゆくえを見守っていた。

主治医の病状説明の後に、主治医は一刻も早く手術しなければならないと祖父母らに訴えた。ところが、祖父母たちはそろって、「あんな子の命が助かったところで、あの夫婦には絶対に育てられない。だから、今死なせてやることが、あの子の幸せだ」と言う。

「死ぬことが幸せなんてことは、この世に絶対ないです。同じような障害を持っている人はたくさんいますし、まったく普通に生活しています。たとえ家族であっても、お子さんの命を奪う権利はありません」と主治医は言った。

1人の祖父が詰め寄るような口調で、言った。

「あんたに障害者の気持ちがわかるのか？　障害児を育てる親の気持ちがわかるのか？」

「本当の意味で、障害を持つ人々や親の気持ちはわからないかもしれません。しかし、寄り添うことはできます」

「きれいごとを言うな。私の身内に、障害者がいる。大変な苦労をしている。

私はもう身内に障害者を増やしたくない。障害で苦しむ家族をこれ以上見たくないんだ」

そう言われた主治医は、黙り込んでしまった。

その日は結局、祖父母たちの激しい剣幕に、手術の説得をするどころではなかった。

その後も、病院側は説得しようと何度も試みたが、両親は頑として手術に同意しなかった。そして、事務的な用事で病院に来る以外には、面会にはいっさい来なかった。

すべての子どもは、戸籍法により出生後2週間以内に名前をつけて、出生届を役所に届け出なければならない。届けが受けつけられて初めて、その子がこの世に存在することになるのである。しかし、その子は、戸籍法で決められていた期限を過ぎても、名前をつけてもらえなかった。

早く出生届を出すように、と病院事務員が家族に連絡を取ったところ、父親はこう言ったとのことだった。

「出生届を出すと、戸籍に残るから、困る。このまま死なせて、生まれなかったことにはできないのか」

事務員はあきれながらも、「たとえ仮に死産だったとしても、名前はつけなければいけないから、すぐに名前をつけて出生届を出すように」と説得した。なんとか、この説得には応じてくれた。つけられた名前は「恵未」だった。えみ。「恵み（めぐみ）」が「未だ」ない、という意味か。いや、それではあまりに彼女がかわいそうだ。これは、「未来に恵まれる」という意味に取りたい。

恵未ちゃんがやってきて2ヵ月が経った。心臓の負担がどんどん増えてきていた。彼女の心臓は、点滴に入っているさまざまな種類の薬剤によって、かろうじて生かされていた。相変わらず父親は事務的な用事でしか病院に来ず、我が子の顔をちらっと見て帰るだけだった。

私は、病院に母親が来ないことを不思議に思っていた。父親と違って、母親というものは、赤ちゃんをおなかの中に10ヵ月間宿しているから、父親とはまた別の感情を我が子に抱いているはずである。その母親が、一度も面会に来ない。ひょっとしたら、親族に、会いに行かないように言い含められているのかもしれない、と勝手に想像を巡らせていた。

あるとき、私が病院当直をしていた夜のこと。当直室で寝ていたら、病棟からの内線電話で起こされた。

「先生、恵未ちゃんの点滴が漏れたから、入れ直してください」

その日の私は、深夜2時過ぎに1人の救急患者を入院させて、ひととおりの処置をして入院指示書を書き終えたのが午前4時頃。入院患者を回診する6時まで、2時間くらい眠ることができるなあ、と思って当直室のベッドにもぐり込んで10分も経っていなかった。

「はい、すぐ行きます」

できるだけ元気な声に聞こえるように返事をして、急いで身支度をしながら、私はいろいろなことを考えていた。

恵未ちゃんは、すべての医局員に、「自分が当直のときに、点滴が漏れてほしくない」と思われている患者だった。彼女の点滴の入りにくさは有名で、べテランの医師でもなかなか成功せず、2時間かかったとか3時間かかったとかはざらであった。

病棟に行くと、看護師が「お気の毒に」という顔をして、私を迎えてくれた。通常、医師が点滴を入れるまでは看護師がそばについて、必要な介助をしてくれるものだが、その間、看護師は、必要な業務をストップさせられることになる。しかし、恵未ちゃんの場合、いつ点滴が成功するかわからない。ただでさえ勤務者が少なくて忙しい深夜の時間帯に、私ひとりの点滴のために看護師の仕事の手を止めさせるのは忍びない。そのため私は看護師に、介助が必要になったら大声で呼ぶから、そばについていなくてよい、と言って、ひとりで点滴に臨んだ。

長い闘いになりそうな予感はあった。もう仮眠をとることはあきらめた。それどころか、6時の定時の回診に間に合うだろうか。7時から始まる朝のカンファレンスで発表するための、救急入院させた患者のプレゼンテーション用資料をつくる時間もあるかどうか。

恵未ちゃんの細い腕に静脈を浮き上がらせるための駆血帯《くけつたい》を巻いて、浮き出るはずの血管を探した。血管がまったく見当たらない。血管があるべき箇所を指でさぐっても、餅を押しているような感覚しかない。指で押したときの感触がわずかに異なる部位を見つけ、たぶんこれが血管かな、これであってほしいと祈りながら、1本目の点滴の針を突き刺した。血液の逆流はまったくない。くそ。これではなかった。

反対側の腕に駆血帯を巻いて、同じようにする。長い時間をかけて、血管らしきものを探し出し、2本目の針を刺す。これも失敗。ちらと壁にかかった時計を見る。すでに30分以上経っている。

次に最適な場所を探そうと、彼女の手足をいろいろ探したが、血管らしきものはまったく見当たらない。今まで多くの医師が試みて、失敗に終わった多数の針跡だけが浮かんでいた。

私は深いため息をついた。そして、こう思った。恵未ちゃんがじっとしてくれている赤ちゃんでよかった。泣いたり暴れたりする元気な赤ちゃんだったら、看護師に体を押さえてもらわなければならず、そうなると、その間、看護師は自分の業務を中断して、点滴介助しなければならない。看護師の苛立ちの視線とも闘いながら、点滴を入れなければならない。そのような精神的重圧を感じずにできるだけでも、まだよかった。

そう思った次の瞬間、私は自分の考えに衝撃を受けた。

今、私は、彼女をうとましい存在と思っていなかったか？

彼女の苦痛をできるだけ最小限にすること。そのことよりも、看護師からの苛立ちの視線を浴びないようにすることを自分の心の中で1ミリでも優先させなかったと自信を持って言えるか？

私は、病気の子どもたちを救いたいという気持ちで小児科医を目指したはずだ。その気持ちに偽りはない。そして、不幸な境遇の恵末ちゃんに、人一倍心を痛めていたつもりだった。それなのに、今、自分は、彼女を思いやる気持ちを失っていた。

今、何か大きな存在が、私を試そうとしている。私の魂を試そうとしている。

「お前は、子どもたちを救いたいと言いながら、実際には、お前が最も軽蔑していたはずの、称賛を得たいだけの医者になろうとしているのではないか？」

いや、違う！と大声で叫びたかった。しかし同時に、自分に対する怒りと情けなさで、ベッドの柵に思い切り自分の額をぶつけた。

3回目の点滴は、成功した。今までにないくらい最高に神経を研ぎ澄まして血管を探したら、左の足先に、わずかな血管の隆起を見つけたのだった。血管を突き破らないように慎重に針を進め、血液の逆流を確かめた。看護師を呼ばずに、ひとりで針を固定し、点滴をつないだ。

部屋を出るとき、病棟を巡回していた看護師が私を見つけて、言った。

「あら先生、もう終わったんですか？　早かったですね。呼んでくれたら、お手伝いしたのに。あれ、先生、おでこから血が出てますよ！　どうしたんですか！」

入れ替わり立ち替わり、多くの者が毎日のように採血や点滴のために恵未ちゃんに針を突き立てる。恵未ちゃんはなぜ自分がそのような目にあうかもわからず、黙ったままじっと痛みに耐えている。そして、彼女に針を刺す側の我々は、彼女が決して助からないことを知っているのだ。父にも母にも一度も抱かれることなく、ベッドで眠る恵未ちゃん。彼女が生まれてきた意味は何なのか？　痛い思いをするためだけに生まれてきた存在なのか？

私はできることなら、恵未ちゃんが刺された針の数だけ、額を打ちつけたかった。そして、彼女の残りわずかな命が、温かい想いに包まれて、生まれてきてよかったと思える記憶をひとかけらでもよいから抱いてほしいと祈った。

翌日から、私は毎日、できるだけ恵未ちゃんのそばに行って名前を呼んであげるように心がけた。自分に名前があることを知ってほしいと思ったからだ。

「おはよう、恵未ちゃん」

「恵未ちゃん、今日はいい天気だよ」

「恵未ちゃん、気分はどうかな？　今日もお互い、がんばろうね」

初めは無反応だった恵未ちゃんだったが、毎日繰り返すうちに、声をかけたらうっすらと目を開けるようになってきた。恵未ちゃんは確実に、自分の名前を意識しているようなそぶりを見せた。私の提案に従って、看護師たちは、恵未ちゃんのベッドのまわりを、かわいらしいアニメのキャラクターの絵や美しい風景の写真で飾ってくれた。

しかし、恵未ちゃんの心臓は、確実に悪くなってきていた。胸にはつねに心電図の電極が貼り付けられており、頭上にあるモニター上では、心筋活動の波形が緑色の線を描いて、画面の左から右に流れていた。モニターからの機械的な音が、一定のリズムで心臓の動きを示していた。そのリズムが、時々乱れるようになっていた。

主治医は、点滴の中の強心剤の量を増やしていった。薬を増量すると一時的には効果があったが、数日経ったら再び心臓のリズムが乱れるようになって、さらに薬の量を増やす、ということが何回か繰り返された。

主治医が増やす強心剤の作用よりも、恵未ちゃんの心臓を止めようとする力が勝る日がついに訪れた。主治医は人差し指と中指の2本の指だけで、彼女の小さな胸の心臓がある場所を周期的に押した。そのたびに、モニターの画面には緑色の不規則な波形が現れるが、主治医が押すのをやめたら、波形は一直線になって左から右に流れた。何回かこのような作業が繰り返されたが、心臓が再び自発的に動き出すことはなかった。

普通なら、患者の家族が駆けつけるまでは、蘇生のための心臓マッサージを中止することはない。家族の同意なしでは、心臓マッサージを勝手に中止して患者の生への可能性を放棄することはできないからだ。可能性がたとえ0パーセントであっても。しかし、恵未ちゃんの親に連絡を取っても「すぐには行けないので、蘇生術はしなくてよい」との返事だった。

主治医は心臓マッサージを中止した。モニターが描く緑の線がずっと一直線なのを1分間確認して、主治医は死亡を宣告した。直ちに、胸に貼られた心電図の電極が外されて、モニターの電源が切られた。午前3時。恵未ちゃんはまだ生後4ヵ月だった。

その日の朝方、恵未ちゃんがその命を終えて3時間以上経ってから、両親がやってきた。初めて見る母親の姿だった。

母親は驚くほど幼げに見えた。出生直後は直ちに保育器に入れられて救急搬送されたから、我が子をちゃんと見るのは、おそらく初めてのはずだ。しかし初めて向き合う我が子は、もう呼吸をしていない。見る目が、虚ろで、無表情だった。母が看護師にうながされ、恵未ちゃんを両手ですくい上げた。何か無機質なものを抱えるような手つき。微動だにしない母親。

私は、ここで母親がたった一粒でも涙を流してくれたら、恵未ちゃんの魂は少しは癒やされるのではないか、と思った。しかし、それは無駄な願いだった。せめて、恵未ちゃんの名前を呼んでくれれば……。

私はたまりかねて、母親に「お母さん、恵未ちゃんの名前を呼んであげてください」と言おうとして、前に進み出た。しかし、私が声をかけるよりも早く、母は恵未ちゃんをベッドに戻し、離れていった。私は声をかけるタイミングを失ってしまった。

その日の病院の朝の外来は、いつものように小さな子どもたちとお母さんたちでごった返していた。母親に抱かれて、安心しきった顔で眠る赤ちゃん。母親に絵本を読んでもらって楽しげに微笑む女の子。不安げに椅子に座って緊張している我が子を安心させようと、笑顔で話しかける母親。一つひとつが幸せの景色である。その景色を眺めながら、私の思いは4ヵ月でこの世を去らなければならなかった子の上をさまよっていた。

生きている間に一度も親に抱かれることのなかった恵未ちゃん。君の目には、この世はどのように映っていただろうか。この世の醜いものだけを見せられて、あの世に旅立っていったのだろうか。

恵未ちゃん――。私は声に出して彼女の名前をつぶやく。そして、彼女がこの世に生きていた証しを少しでも残してあげたいと、その名前をいつまでも記憶する。

甘えることと甘やかすこと

ある日、私の診療所に、正伸くんとお母さんがやってきた。

正伸くんは4歳で幼稚園の年中組さんになったばかりの男の子。3ヵ月ほど前から頭痛を訴えることが多くなり、幼稚園に行く朝に、毎日のように大騒ぎするようになったという。いくつかの医院を受診して診察を受けたが、原因は不明。処方された痛み止めの薬を飲んでもあまり変わらないという話だった。

お母さんは、幼稚園で何か嫌なことがあって登園拒否をしているのではないかと疑っていた。しかし、保育士さんに幼稚園での正伸くんの様子をさりげなく聞いてみても、特別に変わった様子はなく、友達と楽しく遊んでいるという。私は正伸くんが診察室に入ってきたときから、その硬い表情と、なんとなくお母さんに遠慮しているような態度が気になっていた。初めて来た医院で緊張しているのかもしれないが、同じ年齢の子どもに見られるような、緊張しながらも初めての場所に興味を持って周囲を見まわすような、いきいきとした目の輝きがない。少し行儀がよすぎるような気がしたのだ。

私は、正伸くんの診察をひととおり終えた後、待合室のプレイルームで職員と一緒に遊んでいてもらうことにした。もちろん職員には、その間の正伸くんの様子を観察してもらうよう、お願いしておいた。

正伸くんが職員と手をつないで診察室から出た後、私はお母さんにたずねてみた。

「幼稚園のない日曜日も痛がりますか？」

「はい、たまに痛がらない日もありますが、ほとんど毎日です。春休みの間もそうでした」

「かなり痛そうですか？」

「すぐに痛みはおさまるみたいですが、そのときは本当に辛そうです。泣いて痛がることもありますから」

お母さんは正伸くんを甘やかしてはいけないと思い、痛がっても幼稚園に送り出していたとのことだった。

さらに詳しく聞くと、半年前に正伸くんの妹となる赤ちゃんが生まれて、育児が大変になったという話だった。どうしても赤ちゃんに手がかかり、正伸くんをかまってあげる時間が減ってしまうという。

話を聞いて、私はどうもこのあたりに原因がありそうだと思った。赤ちゃんに奪われた自分への関心を引き戻すため、頭痛を訴えるという手段を無意識のうちに用いて、お母さんに懸命に呼びかけているのではないか。

私は、お母さんに次のことをお願いした。

正伸くんの頭痛の訴えをその都度ちゃんと聞いてあげること。

1日最低30分は、正伸くんだけと一対一で関わる時間を持つこと。

赤ちゃんのおむつを持ってきたり捨てに行ったりする役割を与えるなどして、正伸くんも育児に参加させること。

そしてその都度、「ああ、お母さん助かるわ！　ありがとう！」と大げさに喜んでみせること。その日はそれだけを伝えた。

正伸くんの様子を見てもらっていた職員に後で確認したが、普通に遊ぶことができたという。コミュニケーション障害を疑ってのことだったが、違ったらしい。

2週間後、正伸くんのお母さんが再び診療所を訪れた。私が言ったことを実践しても、あまり変化はないという。よくよく聞いてみると「一対一で関わる時間を持つ」といっても、何をしていいのかわからないとお母さんは言った。

私は以前読んだ本の「子どもの心因性視力障害」の治療がヒントとして思い浮かんだ。子どもは精神状態によって、視力が低下することがある。そんなときは、よく効く薬だといって、ただのビタミン剤の目薬をさすと改善することがあるという。

私は、お母さんにさらにこうアドバイスした。

毎晩正伸くんにひざまくらをして、ビタミン剤の目薬をさしてあげること。そして、目薬をさした後しばらく正伸くんの頭をひざにのせたままの姿勢で、お互いにその日にあった出来事を報告し合うこと。

再び2週間後、今度はお母さんがうれしそうにやってきた。

「先生、目薬を始めてから3日目で効果が出てきて、1週間で頭痛を訴えなくなりました！　私もひざの上で目をつぶっている正伸の穏やかな顔を見ていると、本当に愛おしい気持ちが湧きあがってきて、癒やされました。育児のストレスで、私自身の余裕がなかったんだなと気づきました」

こんなに早く効果が現れるとは、アドバイスしたほうの私もびっくりした。

子どもは弟や妹が生まれると、今まで独占していたお母さんの愛情を赤ちゃんに奪われてしまうような気がして、「赤ちゃん返り」をすることがある。わがままになり、おっぱいをほしがったり、いったん取れていたおむつがまた必要になったり、以前できていたことができなくなったりする。

でもそれは、とても自然なことなのである。「もうお兄ちゃんなんだから我慢しなさい」と怒るのではなく、何かお手伝いしてくれたときに、「さすがはお兄ちゃんね～」とたくさんほめてあげる。たったそれだけのことで、子どもはちゃんと自分も愛されていることに気づき、兄、姉としての役割を果たしてくれるようになることが多い。

これは、世のお母さん方も同じではないだろうか。育児でくたくたになっているときに、夫が「いつもご苦労さん。君が家でがんばってくれているから、僕は安心して外で仕事ができるよ」と言ってくれたら、お母さんの疲れも吹き飛ぶはず。

甘やかすことと甘えさせることは違う。

甘やかすことは、子どもの自立を妨げるだけである。

それに対して、母親の愛情を確認して心に安全基地をつくりあげていく過程が、甘えるという行為である。

だから、子どもが甘えてきたときは、思いっきり甘えさせてあげてほしい。最初にしっかり甘えさせてあげれば、それだけ子どもは、甘えることから早く卒業していく。どうせ子どもは中学生にもなると、ろくすっぽ親と話もしなくなるもの。ぎゅっと抱きしめることができるのは、小さいときだけなのだから。

正伸くんのお母さんは、私に言った。

「先生がくれた目薬はただのビタミン剤ということでしたけど、まるで魔法の薬みたいでした」

私はこう返した。

いえいえ、お母さん。お母さんのひざの温もり、優しいまなざし、共感を込めた言葉かけが、魔法の薬です。お母さんの愛情こそが、正伸くんの心のビタミンなんですよ。

許す力

研修医2年目の春、私は小児科での1年間の初期研修を終えて、次の研修先である内科で研修していた。

そのとき担当になった宮崎さんは、76歳になる女性で、白内障の手術のために入院してきた。肝硬変も合併していたので、入院中の内科的な管理のために、私が内科担当の主治医となったのである。

主治医といっても、眼の手術での入院だから、内科医としての私の仕事は血液検査の結果に合わせて点滴内容を変更することくらいで、宮崎さんの病室を訪室するのは通常の簡単な診察以外はほとんど雑談であった。仕事が一段落した土曜日の午後などは、宮崎さんのベッドサイドで2時間以上も話を聞いていることもあった。

宮崎さんは19歳で嫁ぎ、20歳で子どもを産んだ。予定日より2ヵ月早く生まれた子は、体重1500グラムの未熟児だった。子どもを取り上げた医者からは「この子は助からないから、お葬式の準備をしておきなさい」と、今では考えられないようなひどいことを言われたらしいが、幸いにも子どもは一命をとりとめた。その後順調に体重は増えていったが、半年以上経っても首も据わらない。1年近く経ってもお座りができない。夫と一緒に回った何ヵ所目かの病院で下された診断は、「重度の脳性まひで、一生寝たきりだろう」というものだった。

それまで孫を目に入れても痛くないほどかわいがっていた夫の両親の態度が一変した。

「うちの血筋にこんな子はひとりもいない」となじられ、子どもの障害のすべてが宮崎さんのせいにされた。以後、義父母は孫の世話をいっさいしなくなった。夫も仕事が忙しいことを理由に、育児をすべて宮崎さんに任せっきりにした。彼女はたったひとりで、障害を持った我が子の世話をした。手助けしてくれる人は誰もおらず、家の中でも次第に孤立していった。

ある日の深夜、宮崎さんは3歳になった我が子を背負って家の外に出た。突然泣き出した子を泣きやませろと義母に怒鳴られたからである。宮崎さんは真っ暗な夜道をあてもなく歩いた。とにかく家から遠く離れた誰もいないところへ行きたいという気持ちに突き動かされ、ひたすら歩き続けた。

背中の子は泣き疲れて、いつのまにか寝息をたてていた。1時間以上歩いて、村のはずれを流れる川に架かる橋の上に出た。橋の欄干から下を覗《のぞ》く。どうどうと音をたてて流れる川の水。宮崎さんの心の中で、これまで彼女をかろうじて支えていた一本の糸が切れる音がした。川に飛び込もうと欄干に足を掛けたその瞬間、背中の我が子が突然泣き出した。その声に宮崎さんは、はっと我に返った。

この子は、「生きたい。もっと生きていたい。お母さん、私はここにいるよ」と主張している。この子のために生き抜かねば。そう思った宮崎さんは、帰るべき家の灯りを目指して、再び歩き出した。

それからまた、ひとりで我が子を介護する日々が続いた。

しかしその子も、15歳のときに肺炎で亡くなってしまう。

我が子を亡くした悲しみの中、今度は義父母が相次いでともに寝たきりになり、宮崎さんはそれからまた10年近く介護に明け暮れることになる。

そんな義父母が亡くなり、ようやく夫と2人だけの穏やかな日々が訪れたと思った矢先に、夫が脳溢血《のういっけつ》で倒れた。宮崎さんの、夫を介護する生活がさらに5年間続いた。宮崎さんは、結婚してからほとんどすべての時間を家族の介護に費やしていた。

ある日、自分の死期が近いことを悟った夫は、机の中にしまってある箱を持ってくるように、かすれた声で頼んだ。言われるままに宮崎さんは箱を捜しあて、夫のもとに持ってきた。

夫は、その箱を開けるように宮崎さんに目で合図した。

箱の中に入っていたのは、結婚する前に宮崎さんが夫に宛てた恋文だった。彼女自身、書いたことすら忘れていた手紙を夫は大切に持っていた。夫はおそらく今まで何回と読んだであろうその手紙を、慈しむようにもう一度読んだ。眼から涙が溢れている。夫は声にならない声で宮崎さんに語りかけた。宮崎さんには、唇の動きで「すまなかった。ありがとう」と語っていることがわかった。

そのまま夫は昏睡状態に陥り、二度と眼を開くことはなかった。2日後、夫は亡くなった。

「宮崎さん、辛い人生だったんですね」

私がそう言うと、宮崎さんは笑って答えた。

「いいえ、私は夫が最後に言ってくれた言葉だけで、それまでのすべてのうらみや苦しみを許しました。人生って、そういうものなのよ。だから私は自分の人生を幸せだったと思えるの」

その言葉に、私は深く感銘を受けた。

人間は、人から感謝されると許す力が生まれるのだと。そして、どんなに辛いことがあっても、人生の最後に笑うことができるのだと。私は、宮崎さんから人生の真理を学んだような気がした。

宮崎さんが退院する日、私は宮崎さんから人生を学んだことへの感謝の気持ちを宮崎さんに伝えた。すると宮崎さんは私にこう言ってくれた。

「今まであなたほど私の話を聞いてくれた医者はいなかったわ。あなたはいいお医者さんになるわね。私が保証するわ」

私は、今まで仕事をしてきた上で苦しいときや、怠けたいという気持ちが少しでも湧いてきたときは、宮崎さんの言葉を思い出していた。そして、宮崎さんの人生を思い起こしてみた。

「今現在の私の苦労は、宮崎さんの苦労の1万分の1くらいにしかすぎない。宮崎さん、私は宮崎さんの言う、いい医者に成長したでしょうか」

心の中の宮崎さんに、私は今日も問いかける。

悲しみの作業

清香ちゃんのお母さんから年賀状が届いた。年賀状には昨年生まれたかわいい赤ちゃんの写真。清香ちゃんの妹である。しかし、清香ちゃんはもうこの世にはいない。生後9ヵ月で亡くなったのである。

清香ちゃんは満期で生まれたにもかかわらず、体重が1500グラムしかない未熟児だった。それだけではない。先天的な障害も見られた。ミルクを飲ませると、ミルクが気管に入って激しく咳き込む。大学病院に入院して詳しく検査したが、原因はまったく不明だった。生後5ヵ月目までは胃の中に直接入れたチューブを通してミルクを与えていた。

清香ちゃんと出会ったのは、私が重症心身障害児施設の附属病院に勤務していた頃のことである。

チューブを通さずに自分でミルクを飲む訓練のために、車で1時間かけて病院まで通って来ていた。しかし、それからわずか3ヵ月後に清香ちゃんは自宅で突然亡くなってしまった。吐瀉物《としゃ》をのどに詰まらせたことによる窒息死だった。

しばらくして清香ちゃんのお母さんから届いた手紙には、こう記されていた。

清香が亡くなって1ヵ月近く経とうとしています。先生をはじめ、病院の方々には本当にお世話になり、ありがとうございました。

あの日、私は清香にミルクをあげてからベッドに寝かせて洗濯物を干していました。1時間ほどしてから清香の様子を見に行ってみたら、呼吸をしていません。驚いてすぐに救急車を呼んで病院に運んだのですが、すでに亡くなっていました。

あのときどうして1時間も目を離してしまったのだろう……、もっと早く様子を見に行っていたら清香は助かったのではないか……、そのような自分を責める気持ちが日増しに強くなり、毎日清香の写真に向かって泣きながら詫びています。

毎週先生に相談にのっていただき、少しずつ清香を育てていく勇気と自信が出てきたときだったのに、本当に残念です。

私は次のような返事を書いた。

清香ちゃんがお亡くなりになったことを聞き、本当に驚きました。このように急にご逝去になるとは思ってもいませんでした。心からお悔やみ申し上げます。私たちが清香ちゃんに関わることができたのは短い期間だけでしたが、私たちにとって清香ちゃんは特別な思いを抱かせるお子さんでした。清香ちゃんが訓練のため病院に来る日には、朝から「ああ、今日は清香ちゃんに会えるなあ」と楽しみにしていたものです。そして清香ちゃんのためにがんばっておられるお母さんの姿に感銘を受け、医師として少しでもお役に立てればと思いながらも十分なことができず、誠に心苦しく思っております。

清香ちゃんが抱えていた障害は決して軽いものではありませんでしたが、生まれてすぐに亡くなる障害児も多い中、9ヵ月間生き抜くことができたのは、お母さんの優しさとがんばりのおかげであり、清香ちゃんはきっと、よりすぐられた優秀な命を持って生まれてきたのだと思います。

医学がどんなに進歩しようとも、障害を持った子どもたちは一定の確率で生まれてきます。その子どもたちがどのような家族のもとに生まれてくるかは、まったくの神様の気まぐれです。しかし神様は、きっとこの家ならこの子を立派に育てていけるだろう、という優しいお父さんお母さんのもとにその子を届けるといいます。

お母さんの優しさは十分清香ちゃんにも神様にも伝わったはずです。そして、9ヵ月という短い命でしたが、皆に愛された清香ちゃんは幸せだったと思います。

お母さんがいつまでも自責の念にとらわれ続けることは、何よりも亡くなった清香ちゃんを悲しませることになります。心の中の清香ちゃんには、いつもお母さんの笑顔を見せてあげてくださいね。

これからも何か相談事がありましたら必ず力になります。いつでも来てください。

それから半年ほど経った頃、お母さんから次のような手紙が届いた。

その節は丁寧なお手紙をありがとうございました。

先生のお心遣いに本当に感謝しています。

月日が経つというのはありがたいもので、清香が生まれた当時は、今後の生活のことなどきりがないほど考え、あんなに眠れない日々が続いたのに、清香の成長とともに、いつのまにか眠れるようになりました。

心の底から笑える日が来るのかしらと思っていた私も、訓練をがんばる清香を見ているうちに、いつのまにか笑えるようになっていました。

その清香を亡くしてからは、自分を責めて泣いてばかりいました。でも、時間が経つにつれ、本当に少しずつですが、寂しさも悲しみもだんだん和らいできています。

これもまわりの人々に助けられ、励まされて慰められたおかげです。人と人とのつながりって本当にありがたいですね。先日、障害者週間のある日に聴覚障害者夫婦の方々の講演があったのですけど、その中で『誰でも一生懸命がんばれば輝けるんだ』と言われていました。私も一生懸命がんばっていきたいです。本当にありがとうございました。

清香ちゃんのお母さんは、大切な人たちに支えられて深い悲しみを乗り越えようとしている。

悲しみを乗り越えるというのは、清香ちゃんを忘れることではない。清香ちゃんを亡くした悲しみにさよならを言うこと。そのことの力強さを、新しい命の誕生は教えてくれている。

IV

たたかう勇気

千絵ちゃんが自分の体の異常に気づいたのは、中学2年生になったばかりの春のことだった。

微熱が続き全身がだるい。近所の病院で診察を受けて、風邪と診断され薬を飲み続けるが、一向に改善しない。地域の国立病院で血液検査を受けたところ、くだされた診断名は千絵ちゃんの両親を大きな深い淵に落とし入れた。

病名は、急性リンパ性白血病。

白血病とは、簡単に言えば血液の「がん」である。血液をつくる骨髄の中に無制限の増殖を起こす細胞が突然出現し、限りない分裂、増殖を始める。その異常な白血病細胞は正常な血液細胞を駆逐し、全身をむしばんでいく。

子どもの白血病は年間1000人程度の割合で発病しており、3歳の頃に発病のピークがあるが、中学生で発症する例も珍しくない。思いもかけない病名の突然の告知に、千絵ちゃんの両親は激しい衝撃を受けた。

ベッドサイドで無言で泣き続ける母親の姿に不安に駆られた千絵ちゃんは、自分の病名を問い詰めた。母は自分がたった今告知されたばかりの病気に対する精神的重圧と、千絵ちゃんの激しい剣幕に押されて、本当の病名を伝えてしまった。千絵ちゃんが治療のために私の勤めていた大学病院に転院してきたのは、その翌日のことだった。

白血病など、命を削るような重い病気の場合、子どもに病名を知らせるか否かは、古くから議論されている問題である。30年前のある調査によると、「知らせる」が30パーセント、「絶対知らせない」が70パーセントであった。しかし、今や白血病は完全に治ることも十分期待できる病気でもあり、最近の調査では「知らせる」が逆に70パーセント近くになっている。

不十分な形で自分の病気を知らされた精神状態のままでは、病気と闘う勇気が生まれてこない。中学生という感性豊かな年齢だし、周囲の大人の嘘は絶対に見抜かれる。私は、彼女には病気に対する正しい知識を持ってもらったほうがよいと考えた。

そこで、千絵ちゃんの家族と担当の看護師らをまじえて、白血病についての説明と治療計画、今後の検査の内容について説明することにした。

千絵ちゃんのかかった白血病は、70パーセントは完全に治る可能性があること。最初の入院は3ヵ月ほどで、白血病細胞を減らす抗がん剤を点滴注射すること。抗がん剤には強い副作用があること。副作用で一時的に髪の毛が抜け落ちてしまうが、抗がん剤治療を終えたら必ずまた生えてくること。3ヵ月1クールの入院を年に2回行うこと。すべての治療が終了するのに3年間かかること。完全に治ったと判断するためには5年間かかること。そうした内容を黒板に書きながら説明した。

千絵ちゃんは身じろぎもせず、私が書くチョークの先をじっと見つめていた。1時間余りの説明が終わっても、千絵ちゃんからは何の質問も出なかった。淡々と事実を受け入れているようにも見えて、多少は感情的な反応を予想していた私は少し安心した。

「千絵ちゃん、一緒にがんばろうね」

私の声に、彼女は笑顔でうなずいた。

その夜、千絵ちゃんは布団をかぶり、声を押し殺して泣いていたと、翌朝母親から聞かされた。私は一瞬、病気について詳細な説明をしたことが本当によかったのだろうかと動揺した。

しかし、彼女は今、自分の病気と闘う試練のスタートラインについたばかりである。

千絵ちゃんが自分を信じて病気と闘うことができるかどうかは、家族や私たち医療者が揺らぐことなく彼女を信頼して支え続けることができるかどうかにかかっている。そう決意し、自分を奮い立たせた。

千絵ちゃんは明るい性格で、弱いところを人に見せたがらない子だった。最初の抗がん剤治療では、吐き気や発熱といった強い副作用に加え、長い髪はすっかり抜け落ちてしまったが、彼女は辛い治療をがんばり抜いた。そして、初期治療は成功し、3ヵ月後には無事退院することができた。

退院の日、私は彼女に手紙を渡した。

手紙の中で、私は千絵ちゃんに「自分を信じること、自分の夢を描くこと、そして病気のせいにしてその夢を決して小さく見積もってはならない」と書いた。

その後、残念なことに私は他の病院に転勤になってしまい、千絵ちゃんの治療を近くで見守ることができなくなってしまった。それでも、年賀状のやり取りだけは続けていたので、治療が順調に進んでいることは知っていた。

それから4年後のある日、当時私が勤めていた病院に、突然千絵ちゃんが訪ねてきた。

驚く私に、彼女が治療を行っていた病院の外来で、つい先ほど病気が完治したことを告げられたという。そのことをわざわざ報告しに来てくれたのだ。

彼女は高校3年生になっていた。久しぶりに見る千絵ちゃんの表情はいきいきとしており、健康な女子高生そのものだった。黒い髪も生えそろっていた。彼女は、度重なる抗がん剤治療に耐えたのだ。すっかり大人びた姿から、彼女が成長したことが強く感じられた。

再会を喜んでいると、千絵ちゃんは将来の夢について話してくれた。自分の体験を活かし、小児科の看護師さんになりたいと、瞳を輝かせて語った。私は胸が熱くなり、言葉も出せずにただうなずいて聞いていた。

最後に千絵ちゃんは、カバンから小さな包みを出して私に渡してくれた。それは赤い包みのバレンタインデーのチョコレートだった。

ぴょこんとおじぎをして走り去る彼女の背中に私はエールを送った。

千絵ちゃん、君ならきっと誰よりも子どもたちの気持ちがわかる看護師さんになれるだろう。

輝ける魂

大学附属病院に勤務医として勤めていたときのことである。

その日に入院した慢性腸閉塞《へいそく》患者の主治医になったと病棟から連絡を受けたのは、私が2時過ぎに病院の食堂で遅い昼食を摂っているときだった。頭の中で検査プランを立てながら、急いで昼食をかき込み、挨拶のため病室に向かった。

腸閉塞とは、なんらかの原因により腸管が詰まり、内容物が通過できなくなっている病態である。原因によっては、処置が遅れると血行障害を起こして腸管が壊死《えし》してしまうため、そうなると手術しないといけない場合もある。

病室に入り患者である優実さんを見たとき、はっとした。しかし私は動揺を悟られまいと、とっさに平静を装った。

優実さんは16歳の女の子である。美しい髪に整った目鼻立ちをしていた。しかし、彼女の額から左側の頬にかけて大きな黒いあざがあった。それだけではない。全身にも大小無数の真っ黒なあざがあり、表面には硬い毛がびっしりと生えていた。

優実さんの病名は獣皮様《じゅうひよう》巨大色素性母斑《ぼはん》。生まれつきの皮膚の色素細胞の異常で、全身のあざに剛毛をともなうことが多い。顔や体にあざがある人は多いが、硬い毛が生えている例を見たのは私も初めてだった。

ベッドサイドには、優実さんの母と姉がいた。何もしゃべらずうつむいている優実さんに代わって、母が吐き出すように語り出した。

「優実の腸閉塞の原因は、精神的ストレスによるものだと思います」

優実さんは、その容姿のせいで小学生の頃から学校では仲間はずれにされ、ひどい仕打ちを受けてきた。そのせいで慢性の便秘になり、突然の腹痛でしばしば病院を救急受診していたという。

便秘もひどくなれば腸閉塞になる。さらに彼女の場合、かなり強めの下剤を日常的に使用していたようで、腸の動きが悪くなっている可能性があった。腸の動きが悪くなると、また便秘になるという悪循環に陥る。そこで今回はしばらく入院して、原因である腸を正常な状態へ戻すという治療方針を立てた。

腸は、精神的なストレスの影響をかなり受けやすい臓器である。そこで私は、彼女の病室を頻繁に訪れて、できるだけ話を聞く時間を設けた。そうすることが治療の一環だと考えたからである。

最初はうつむき加減だった優実さんだが、次第に自分のことを話してくれるようになった。

優実さんは赤ん坊のときから、全身のあざを隠すために一年中長袖の服を着て、顔の半分をおおうために髪を長く伸ばして深く帽子をかぶって暮らしてきた。小学校では「バケモノ」というあだ名をつけられ、6年間そう呼ばれ続けた。生徒だけでなく、教師までもが彼女を好奇の目で見た。

同じ小学校に通っていた3歳年上の姉は、ある日男子らにそのあだ名ではやしたてられながらうつむいて歩く優実さんの姿を見て、全身に血が逆流するような怒りと悲しみで目の前が真っ暗になったという。その日以降、姉は優実さんにぴったりと寄り添って一緒に下校するようになった。時には自分よりも体の大きな男子の前に立ちふさがり、妹を守るために勇敢に戦った。

極端に引っ込み思案になった優実さんにはひとりも友人がおらず、遠足も彼女はひとりぼっちで弁当を食べなければならなかった。

そんなとき、彼女は他のクラスメートに見つからないようにそっと自分だけの場所を探した。ひとり寂しそうにしているところを他人に見せないことだけが、彼女の自尊心を守る唯一の手段だったのだ。

優実さんは辛さを忘れるため、自由になる時間はすべて勉強に費やした。そのおかげで、成績はつねにトップクラスだったが、進学しても他の生徒にからかわれるだけだと思い、高校には進学しなかった。

他人からひどいことを言われるのではないかという恐怖心と、つねに自分はひとりぼっちだったという疎外感が長年にわたって優実さんを支配し続けた。

中学を卒業すると、近所の弁当屋でアルバイトを始めたが、そこでも他のアルバイトの主婦からひどい扱いを受けた。ある日、優実さんは他のアルバイト女性から今まで言われたことのないような心ない言葉を浴びせられた。それをきっかけに激しい腹痛に襲われて倒れ、そのまま救急車で運ばれて今回の入院となったのであった。

こうした話をしている間中ずっと、優実さんは泣き続けていた。どのような言葉を浴びせられたかは、最後まで教えてくれなかった。

私は彼女から聞いた話を逐一カルテに書き込んでいった。当時は電子カルテではなく手書きだったため、その量は膨大になったが、看護師たちにも彼女が育ってきた境遇と気持ちを理解してもらいたいという思いからだった。

優実さんと私たち医療者の信頼関係はすぐにつくられたものではなかった。しかし、じょじょに彼女との信頼関係が築かれるに従って、入院生活が1ヵ月を過ぎた頃から彼女の顔には少しずつ笑顔が見られるようになり、腹痛の訴えも消えていった。

私は、彼女の主治医として、何か特別な治療やカウンセリングをしたわけではない。ただ、彼女をひとりの女性として、そして想像もできないくらい深い孤独と絶望に耐えてきたひとりの人間として、尊敬の念を抱きながら接しただけである。

おそらく、優実さんはこれまでの人生の中で、家族以外の人から優しくされたことがなかったのだろう。その変化は劇的だった。

約3ヵ月後には、今まで見せたことのないような笑顔で退院していった。入院したときに深々とかぶっていた帽子はなかった。

その後、優実さんから届いた手紙には、高校に進学したと書かれてあった。生まれて初めて、心が許せる友人ができたそうだ。

人間は、たとえハンディキャップがあっても、それを受け入れて自分に自信が持てるようになれば、どんな境遇でも生きていけるのだと思う。

優実さん、今度会うときは医者と患者という関係ではなく、対等な人間同士として会おう。そして、困難を乗り越えた人間だけが放てる輝きを君から感じとりたい。

母を看取る

夜の11時過ぎ、診察を終えた私は、診療所の2階で寝起きする母の部屋に向かう。

母はベッドに横たわり、まだ起きていた。ベッドサイドにはテレビが点けっぱなしになっているが、母はテレビを見ることもなく、うつろに天井を見上げている。

「母さん、今日はどうだった?」

母は腎不全で、週に3回、市内の病院へ透析に通っている。病院での様子をたずねたつもりの私に、母は答えた。

「あのね、今日、あなたの好きなお刺身を買ってきたよ。タンスの中に入れてあるから、後で食べなさいね」

「ありがとう。後で食べるよ」

毎日、母と私が交わす、決まった会話である。

75歳まで元気だった母は、急激に進行した腎不全で入院してからみるみる体力がなくなり、3ヵ月後に退院してきたときには寝たきりになってしまっていた。時を同じくして、認知症の症状も見え始めた。

母は、診療所の2階で私の姉と暮らしている。少し離れたところに家族と住んでいる私も、平日は家に帰らず診療所の2階で寝泊まりし、母の介護を手伝っていた。

診療所は忙しく、診察が終わるのは連日夜10時を過ぎる。風邪が流行する時期には深夜0時を過ぎることもある。診察を終えて母の顔を見に行けるのは、夜遅くなってしまうから、すでに母は眠りについていることが多い。たまに母が起きているときは、母とたわいもない会話をして、母の認知症の進み具合を探ってみる。

認知症の母はかわいい。昔の楽しかった思い出を、今日あったことのように語ってくれる。

「今日はお母ちゃんとお出かけして、おいしいサンドイッチを食べたのよ。あの店のサンドイッチが私は一番好き」

「今日の運動会は、かけっこがビリだったけど、お母ちゃん、すごくほめてくれたわ。がんばったなーって」

母の語る「お母ちゃん」とは、もう40年以上前に亡くなった自分の母のことだ。母の記憶の脳細胞には、幼少時のうれしかったこと、楽しかったことが沁みついている。それはきっと、人間の記憶の基礎になっているのだろう。

しかし、覚えていることは、せいぜい女学校時代までのこと。大人になってからのことは、ほとんど覚えていない。今日あったこともさっきまで見ていたはずのテレビ番組のことも、何ひとつ覚えていないのである。

母の人生の中では、辛かったことや、悲しかったことも数多くあったことだろう。しかし、認知症になってからの母との会話の中に、悲しかった話は出てこない。

悲しみを記憶した脳細胞は死滅し、喜びを記憶した脳細胞は、最後まで生き残っていくのだろうか。

ある日私は、今までなんとなく怖くて聞けなかった質問を思い切って母にしてみた。

母は晩年、長年信頼していた人にひどい裏切りをされ、すべての財産を奪われたのだ。その当時、母は悲嘆に暮れ、「死にたい」とつぶやいたこともある。その人のことを怒りを込めて非難する私や姉を前にして、母は悲しみを全身に満たして小さくなっているだけで、その人に対するうらみごとをほとんど言わなかった。もっとその人物への怒りを爆発させてもいいのではないか、必死になって怒りを抑え込んでいるのだろうか、と私は思っていた。

実際のところ、あのとき母はどう思っていたのか。そして今現在、母はどう思っているのか。私は、思い切ってたずねた。

「母さん、あの人のこと、覚えてる？　あの人のこと、どう思ってる？」

母は、ちょっと考えるそぶりを見せて、答えた。

「あの人はいい人だよ。あの人がいたから、私もがんばれたのよ」

認知症は、母の最も悲しい思い出でさえ、洗い流してくれたのだ。

私は、寝ている母をそっと抱き寄せる。そして、母の耳元で、つぶやく。

「母さん、今が一番幸せだね」


そして母は、82歳で亡くなった。最後に見た母の顔は、とても穏やかだった。

母が亡くなった日のお通夜の夜も、その翌日の葬式を終えた夜も、私はいつもどおりに診療所で診察をした。仕事を休むよりも、母はそのほうが喜ぶと思ったのだ。どんなときも、ひとりでも多くの子どもたちの健康を守るために働いてほしいと、自身も医者だった母ならそう思うはずだ。母はそんな人だ。

葬式の日の夜、いつもどおりに診察を終え、母が数日前まで寝ていた部屋に入った。今は空になった介護用ベッドを見つめ、私は一昨日の夜のことを思い出し、後悔の気持ちが湧き上がるのを抑えられなかった。

あの夜、仕事が終わり、雑用をすませて母のもとに様子を見に行ったのが、夜12時過ぎ。母は寝ているように見えた。その後、私が食事と入浴をすませたのが夜中の2時少し前だった。いつもなら、眠る前に母の寝顔を確認するのだが、その日の夜に限って、ちらっと見ただけで私は自分の寝床に向かってしまったのである。

翌朝起きて母の顔を覗き込むと、母は息をしていなかった。

あのとき、すでに母は亡くなっていたのではないだろうか。なぜ顔を覗き込んで確かめなかったのか。

私は、心の中で母に謝った。

その夜のことだった。

階下にある診療所の待合室の時計が鳴っている音で目が覚めた。待合室には、壁掛け時計がある。私がこの診療所を開業する際に、前の職場の仲間から贈られたものである。仕掛け時計になっていて、1時間おきに、長針が12時の位置に来ると音楽とともに両サイドが開いて、中から人形の音楽隊が出てきて曲を演奏する仕組みになっている。

その曲が、かすかに階下から聞こえてくる。枕元の時計を見たら、朝4時25分頃だった。時計は夜中には鳴らない設定になっていた。曲が流れるのは朝6時から夜10時まで。しかも、0分ちょうどにしか鳴らない仕掛けなのに、午前4時25分という中途半端な時間である。

「ついに壊れたなあ。明日、修理に出さないとなあ」

寝ぼけた頭で考えながら、すぐにまた眠りについた。

しかし翌日の診察中は、時計は正常に動いていた。1時間ごとに時計の長針が12を指すと音楽が流れる。たまたま昨日だけの故障だったのだろうか。

ところが翌日の夜も、時計の音で目が覚めた。枕元の時計を見ると、昨日とまったく同じ、午前4時25分である。

うーむ。この時間だけ時計が鳴るような故障ってあるものなのか？　ぼんやりそう思いながら、眠りについた。

そのまた翌日。みたび時計の音楽で目が覚めた。時刻はやはり午前4時25分。不思議なこともあるものだと思いながら、寝返りをうった瞬間、稲妻のようにある思いが私を貫いて、飛び起きた。

「母が、自分の亡くなった時刻を教えてくれているんだ！」

あの日、母の寝顔を確かめずに自分の寝床に行ってしまったことを悔やんでいた私を、母が「大丈夫。私が息を引き取ったのはこの時刻だから、気にしなくていいよ」と教えてくれているのではないか。

自然に涙が溢れてきた。最後の数年間は認知症で、こちらが言っていることも正確に理解しているかどうかわからない母だった。しかし今は私の気持ちを察して、私が後悔を一生引きずることがないように、気遣ってくれている。そんな気がしてならなかった。

私は、確実にそこにいるであろう母に向かって、感謝の言葉を叫んだ。

「母さん、ありがとう。教えてくれているんだね。本当にありがとう！」

次の日から、午前4時25分に時計が鳴ることはなかった。

自分の亡くなった時刻を私が知ったことを理解した母が、もうその必要なしと判断したのだろう。

あんな回りくどい教え方じゃなくて、姿を見せて直接教えてくれてもいいのに、とも思ったが、あれが今の母ができる、精一杯の意思表示法なのかもしれない。あちらの世界では、きっとそういうルールでもあるのだろう。

納棺のときに最後に母にかけた言葉をもう一度、母の魂に伝えた。

「母さん、ありがとう。あなたの子に生まれてきて、本当によかった。生まれ変わったら、またオレを産んでくれよ」

悲しみを超えるとき

健太が白血病で入院してきたのは、9歳になったばかりの秋だった。地元の少年野球チームに入っている、坊主頭の男の子だった。健太の白血病は、治りにくいタイプのものだったが、初期治療はうまくいった。このまま病気を抑え込めるかと期待したが、じわじわと白血病が勢いを盛り返してきて、また抗がん剤治療で抑え込む、ということを繰り返していた。

健太はどこにでもいる小学生らしく、テレビゲームが大好きな子で、ゲームでもやはり野球のゲームが好きだった。同じ病室の子と対抗戦を毎晩のようにやっていて、私も時々参加した。健太に手とり足とり教えてもらったおかげで、私もそのゲームはかなり強くなったが、健太の強さは際立っていた。

私は野球ゲームをやるときは、健太を「師匠」と呼んでいた。健太はなかなかのハンサムボーイで、話す内容も大人びていたので、私にとって何か同年代の友人のような感覚があって、親しみを込めて普段も「健太」と呼び捨てで呼んでいた。私が疲れた顔で病室に現れたら、健太はいつも、「先生、お大事にな」と言ってハイタッチしてきた。

健太には、白血病という病名を知らせずにいた。

あるときテレビで、白血病の子どもたちを取り上げる番組があった。白血病などの悪性腫瘍の子どもたちが入院している部屋では、そのような番組は皆あえて見ないようにしていたが、そのときはたまたま病室の誰かが見ていた。白血病治療の抗がん剤を投与すると、一時的に頭髪が抜けるため、髪の毛が少なくなったら子どもたちはバンダナを巻く。テレビの中の子どもたちも、同じようにバンダナを巻いていた。

それを見て、健太は自分の病気が、テレビの子と同じものだと悟ったらしい。番組の中では、ひとりの白血病の女の子が亡くなった。いや、実際には、亡くなる場面になる前にテレビは消された。話の展開がそういう流れになってきたことを察した親が、いたたまれなくなってスイッチを切ってしまったのだ。この間ずっと健太は黙ってテレビゲームをしていたが、その夜は口数が少なく、いつもより早く布団の中にもぐり込んだ。

それから3日ほど経ったある日、病室で健太がいきなり叫んだ。

「白血病って死ぬんやろ！」

まわりにいた大人たちは凍りついた。誰もがそれに対して、返事することなく、平静をよそおった。白血病の子たちの親としても、大声で叫んで問いかけたいのだ。

「うちの子は助かるんですか!?　死ぬんですか!?　誰でもいいから教えてください！」と。誰もがその言葉を飲み込んで、その最大の命題から目をそらして日常をこなしていたのである。健太の叫びは、親たちの叫びでもあったからこそ、みんな黙り込んだのである。健太の言葉は受け止められることなく行き場を失い、病室の中を渦巻いて、そしてそれぞれの親たちの心の中に澱《おり》となって沈殿していった。

私は健太のお母さんからその話を聞かされたとき、健太に正直に病状について説明すべきときなのではないか、と考えた。しかし、実際にはその頃の健太の病状は思わしくなかった。治療に反応しなくなってきていて、手詰まり状態が続いていたのである。両親と長い時間話し合って、やはりこのまま健太には病状を伏せておくことになった。

その後私は、大学医局の人事によって外の病院に転出したため、健太の主治医からはずれたが、健太とは手紙のやり取りを続けていた。その後に健太の主治医になった先生から時々病状を聞かされていたが、2年後、健太の白血病は、もう回復することをあきらめなければならないほどに病勢が強くなっていた。

ちょうどその頃、12歳になった健太から手紙が届いた。

一時的に退院して、家でできるだけ家族と過ごすようになったと短く記されていた。そのことが何を意味しているかは、私には痛いほどわかった。そして、近々、小学校の運動会があるから、それを見に行くことになったと書いてあった。

「先生、よかったら、運動会に来てください」と手紙にはあった。

「師匠、見に行きます！」と私は返事を書いた。季節は健太と初めて出会ったときと同じ、秋だった。

私は健太の最後の運動会を見に行った。健太は、徒競走や騎馬戦などのケガの危険性がある競技には出場することができない。健太のために、クラスのみんなが学校とかけあって、健太も出場できる団体競技として、特別に綱引きを競技に加えてくれていた。健太がみんなと声を合わせて綱を引っ張る姿を、私は目に焼き付けていた。

綱引きは、健太のいるクラスが勝ち進み、優勝した。喜びを爆発させる健太とクラスメートたち。誰かれなく、クラスのみんなは健太に抱きついた。もみくちゃにされて輪の中心にいた健太を、自然とみんなが胴上げし出した。健太が落ちたら大変だ！　とっさに私は胴上げをやめさせるために、駆け寄ろうとしたが、観客席の最前列で健太のお母さんが、ひときわ大きな拍手を送りながら涙を流しているのが目に入った。私は黙って、いつまでも続く胴上げを見守っていた。

後から知ったことだが、クラスのみんなは、健太に優勝の喜びを味わわせるため、連日放課後に作戦会議を開いて、特訓していたそうだ。

綱引きの後、健太は感染予防のために、お母さんと一緒に校舎内の保健室にいったん引き揚げていった。私が観客席の後方に立っていたら、ひとりの少年が私に話しかけてきた。

「すみません。健太の病院の先生ですか？」

あらかじめ、健太に私のことを聞いていた様子だった。

うなずく私に、少年は言った。

「僕は、健太の友人の、山本裕吾と言います。健太のことを聞いてもいいですか」

「うん。答えられることだったらね」

「健太は、治るんですか。死ぬんですか」

あまりにも直接的な質問に、私はたじろいだ。

本当のことは言えない。かといって、嘘を言うことも、この少年を傷つけることになるかもしれない。何と答えたらいいか口ごもっていたら、すぐに答えられないこと自体がもう答えになっているということに私は気づいて、さらにあわててしまった。

「治すように、みんながんばっているよ。健太もがんばっている。だから、君も健太を応援してやってね」

まったく答えになっていない答えに、少年はうつむいた。長い沈黙が続いた。やがて、顔を上げ、まっすぐに私を見つめた。

「先生、健太を治してください。お願いします」

私は、健太とこの少年との間に育まれてきたであろう深い友情に思いを巡らせて、鼻の奥にこみ上げてくるものを感じたが、それを無理やり飲み込んだ。

「わかった。治す。がんばるよ」

そう答えるのがやっとだった。それ以上何かをしゃべると、無理に飲み込んでいたものが決壊しそうだった。

運動会が終わって、私は健太とお母さんが、校舎から出てくるのを待っていた。健太が校舎から出てきた。感染予防のために白い大きなマスクをしていたが、久しぶりに友人たちに会えて楽しいひと時を過ごして満足げなのが一目でわかった。

そのとき、3階の窓が開いて、「健太ぁー！」と叫ぶ声が頭上から聞こえた。さっき私に話しかけてきた裕吾くんだった。

健太は上を見上げた。裕吾くんは窓から上半身を乗り出して力いっぱい叫んだ。

「健太ぁー！　俺と勝負しろー！　まだ勝負はついてないぞー！」

健太も腕を突き上げて叫んだ。

「おー！　待ってろよ！　勝負してやらあ！」

裕吾くんはいつまでも大きく手を振っていた。彼の後ろにも、クラスメートが鈴なりになって、手を振っていた。校舎の向こう側の西の空に夕日が傾き、飛行機雲が伸びていくのが見えた。

4ヵ月後、健太は天国に旅立っていった。

私は、健太のお葬式に参列した。遺族に挨拶していたとき、ひとりの少年が少し離れたところで私を見ているのに気づいた。裕吾くんだった。すると彼は私に歩み寄ってきた。私は、健太の命を救えなかったことを非難されるのではないかと、一瞬身構えた。しかし、約束を守れず、結果的に嘘をついてしまったことを率直に謝ろうと、私が口を開きかけたとき、裕吾くんはあのときとまったく同じように、まっすぐに私を見て、言った。

「先生、健太を大切にしてくれて、ありがとうございました」

私は裕吾くんの手を取って、言った。

「こちらこそ、健太をいつも励まし続けてくれて、ありがとう」

裕吾くんの目には、みるみる涙が溢れていった。

出棺のとき、健太を乗せた黒塗りの車が長いクラクションを鳴らして、出発しようとした。そのとき、「健太ー! 行くなー!」と叫んで、車の前に立ちはだかった少年がいた。裕吾くんだ。それにつられて、数人のクラスメートも、車の前に飛び出していく。みんな泣いていた。学校の先生と思われる男性が前に進み出て、指を1本突き立てて、車の運転手に謝りながら何か話していた。おそらく、1分間だけ待ってください、という意味だろう。

先生は、泣きじゃくる生徒らを両腕で包み込むようにして、うんうんとうなずきながら肩を抱いていた。しばらくしてから先生は生徒らを後ろに下がらせて車の前方をあけさせた。先生が深々と運転手に頭を下げた。再び、車は長いクラクションを鳴らして、別れを惜しむ皆の気持ちに少しでも応えてあげるかのように、歩く速さよりもゆっくりと出発していった。

健太が旅立ってから3ヵ月ほど経った頃、健太の両親が病院を訪ねてきてくれた。健太がお世話になったお礼として、小児科病棟にあるプレイルームに、絵本を寄付してくれるためであった。

健太の家には、その後もクラスメートらがしばしばやってきて、学校のことを話してくれるそうだ。私は、裕吾くんのことを思い出した。彼のことだから、きっと、健太の家に行っているだろうと思っていた。すると、お母さんは意外なことを言った。

「ところが、裕吾くんは、うちには1回も来ないんですよ」

お母さんも、あれだけ仲の良かった裕吾くんが来ないのを不思議に思っていた。そこで、お母さんは家に来たクラスメートに裕吾くんのことを聞いてみた。

クラスメートらが言うには、裕吾くんは、健太が生きていると思い続けているとのことだった。クラスでは、健太の月命日には、朝の学級会にみんなで黙とうする。裕吾くんは、その時間は教室をそっと出ていくそうだ。彼にとって、健太の死を受け入れることは、大変な辛さだった。その辛さから逃れる方法は、彼にとって、健太がまだこの世のどこかで生きていると思い込むことしかなかったのだろう。

その後10年近く経って、健太のお母さんから来た年賀状で、裕吾くんが医学部に入学したことを知った。突然、裕吾くんが健太の家を訪ねてきて、報告してくれたという。

彼の心の中には、つねに健太がいた。心の中の健太とつねに成長し、健太に勝負を挑み続けていたのだ。自分が苦しいときは心の中の健太に語りかけ、健太ならどうするか、といつも考えてきた。そうすることで、健太の分まで生きてきたという。病気やケガで困っている人を助けることが自分の夢だと熱く語ってくれたという。

親友を失った悲しみが、裕吾くんの人生を変え、成長させた。私は、あのとき、私をまっすぐに見据えた裕吾くんの瞳を思い出していた。2人の少年の友情の、輝かしい到達点を見たような気がした。

大切な人を失うことは、時に人間を立ち上がれないくらいに打ちのめす。しかし同時に、若者の心に新たな可能性の地平を開くきっかけを生み出すこともあるのだ。

健太の魂によって導かれた裕吾くんは医師になり、きっと多くの命を救うことだろう。健太の魂が、他者の命をつないでいく。

死んでいく者と生かされた者の魂が虹のように交差するとき、そこに新たな価値が生まれてくる。そして、死者の魂は残された者の心の中に宿り、決して忘れられることなく、生き続けていくのだろう。

あとがき

この本の最初に、私は小児科医を「やめたいと思ったことは一度もなかった」と書いた。正直に言うと、一度だけ小児科医をやめたいと思ったことがある。

大学病院に勤務していた頃のことである。私が当直をしていた深夜に、9ヵ月の赤ちゃんが高熱で受診した。両親はまだ20代前半の若い夫婦で、2人にとって初めての子どもだった。普通なら、解熱剤のみを処方して翌朝の受診をお願いして帰すところだが、何かただならぬことがこの赤ちゃんの身に起こっていると直感した。

詳しく検査した結果、細菌性髄膜炎だった。治療が半日でも遅れていたら、命に関わるところだった。だが、ほっとしている時間はない。直ちに入院となって、抗生剤での治療を開始した。

最初は順調であったが、2週間ほど経過してから、急激に肝臓の機能が悪化してきた。原因を調べる余裕もなく、治療が追いつかないような急激な経過をたどって、赤ちゃんは3日後に死亡した。

私が小児科医になって、初めての死亡患者だった。肝臓が急激に悪化した原因は不明だから、病院の規則として、原因究明のために病理解剖をお願いしなければならない。たった今、大切な我が子が息を引き取ったばかりの若い夫婦に解剖をお願いすることの非人間性に、私は強いめまいがした。

ご夫婦は、承諾してくれた。

数ヵ月後、病理解剖の詳細な報告書とともに、ご夫婦に長い手紙を書いた。大切なお子さんの命を救えなかったことへのお詫び。お子さんの体にメスを入れることを承諾してくれた勇気に対する感謝。少しも私を責めなかったご夫婦の信じられないくらい尊い気持ちへの深い畏敬の念。

溢れる感情のままに、手紙に書き綴った。

その直後、2人は大学病院に私を訪ねてきてくれた。そして、お父さんは私にこう言ってくれた。

「先生が私たちの子を救おうと不眠不休で診てくれたことを感謝しています。先生は今回のことで、小児科医をやめたいと周囲に漏らしていると噂で聞きました。絶対にやめないでください。先生は子どもたちの命を救う役割を持っています。私たちのためにも、いつまでも小児科医でいてください。今回のことで決してひるんだりせず、子どもたちのためにこれからもがんばってください」

受け持った子どもが死んでいくのを見ることの悲しさ、親の悲嘆を目の当たりにすることの辛さに、これから先、耐えていくことができるのか、自信がなかった。

しかし、この父親の言葉に、私は救われた。どんなことがあっても逃げずに、子どもたちを全力で救う小児科医になろう。そう決意した。

このとき以来、私よりも年の若いこのご夫婦が、私の生涯で最も尊敬する人になった。

その夫婦のおかげもあって小児科医を続けてきたわけだが、その間にうれしいこともあった。それは本編にも登場する将来看護師になりたいと語ってくれた千絵ちゃんが、その後、見事夢を叶えて小児科の看護師になったと報告してくれたのだ。彼女もこれからたくさんの子どもたちと関わっていくことだろう。そして、その中からも将来子どもを救いたいという夢を持ってくれる子どもがきっと現れてくれるだろう。

また、この本を読んで、小児科に興味を持ち、小児科医になってくれる若い人が出てきてくれたら、これ以上の幸せはない。

多くの人々に支えられて、25年間小児科医を続けてきた。子どもたちをはじめ、出会ったすべての人が私の教師である。ありがとう。

この本を世に出すきっかけをつくってくださった、草思社の久保田創編集長と吉田充子さんに深く感謝申し上げます。

また、素晴らしい装画を描いていただいた竹脇麻衣さん、「小さないのち」のあゆみちゃんのことを書くことを快諾してくださった「小さないのち」の代表である坂下裕子さん、本当にありがとうございます。

小児科医　緒方高司

文庫版のためのあとがき

本を出して、8年以上が経った。

この本の中に出てくる子どもたちの物語は、まだ続いている。

その後の子どもたちがたどった人生もさまざまである。

「親になるということ」に出てくる、フェニルケトン尿症の大樹君は、今はもう33歳である。いまだに年賀状のやり取りは続いていて、大樹君は立派な二児の父親になっている。

「たたかう勇気」の千絵ちゃんは、本文にもあったとおり小児科の看護師になって、活躍中である。メールで「抗がん剤治療でしんどかったときに、ずっと手を握ってベッドサイドにいてくれた先生のことが大好きでした。私の初恋でした」と、ドラマみたいなことを言ってくれて、おおいに照れた。

「輝ける魂」の優実さんは、最新のレーザー治療を受けて、少しずつあざの治療を進めている。大学を卒業して、福祉の仕事をしながら、趣味のアクセサリー作りを楽しんでいる。いつか、自分の作品でお店を開きたいと夢を語ってくれた。

「悲しみを超えるとき」の健太の親友だった裕吾君は、整形外科医として、関東の病院で活躍中である。東日本大震災のときは、ボランティアとして真っ先に現地に駆けつけた、というエピソードを聞いて、裕吾君らしいなあと思った。

「はじめに」に登場した、まさし君は、5年ほど前に亡くなった。

私の医院は、受付は夜の8時までなのだが、8時までにかかってきた電話の患者さんは全員受け付けて、診察の順番が来るまで自宅で待ってもらって、順番が近づいたら、電話で呼ぶというスタイルでずっとやってきた。

そうすると、自然と、いつも夜の10時か11時まで診察している、ということになってしまい、夜12時を過ぎることもしょっちゅうである。

5年前の冬の風邪のシーズンも、連日、夜の11時過ぎまで診察をしていた。たまたま、ちょっと長い相談の患者さんが何人か重なって、かなり診察のペースが遅れていた。この調子だと、夜中1時を過ぎるかもしれないな、と思って、ちょっとイライラしながら、診察を進めていた。

そんなとき、まさし君のお母さんから医院に電話がかかってきた。年賀状のやり取りは毎年していたが、電話をもらったのは、初めてだった。その電話で、まさし君がつい今しがた、息を引き取った、ということをお母さんに聞かされた。私はとても驚いた。まさし君は命に関わる重い障害を持っていたから、突然死もあるとは思っていたが、本当に突然だったので、驚いた、ということもある。

それと同時に、まさし君のお母さんが、自分の子が息を引き取ったそのときに、真っ先に私に電話をかけてきてくれたことにも驚くとともに、胸が熱くなった。

そして、「ああ、自分はなんて幸せなんだろう」と心の底から思った。

そして、ついさっきまで、夜中までかかりそうな診察にイライラしていた自分を深く恥じた。

こんなに夜遅くなっても私に診てもらいたいと待ってくれている患者さんたちがいるんだということ。

こんな幸せなことはない。

私は、患者さんを通じて、幸せをいただいているんだ、とあらためて気づいた。

私は、自分の魂が震えるのを感じた。自分でも驚くような感覚であった。

そして、遠く離れたまさし君に手を合わせて、「まさし君、お疲れさま。そして、ありがとう」と心の中で呼びかけた。

その瞬間、「チーン」と、大きな音が診察室に鳴り響いた。

え！　と驚き、何の音？　と思った。まるで、仏壇にあるおりんのような音だったのだ。

しかし、それはすぐおりんではないと気づいた。

私が、持っているスマホのメールの着信音だと気づいた。

タイミングがタイミングだけに、本当にびっくりした。で、スマホを見て、さらにびっくりした。

スマホはマナーモードになっていて、着信音は鳴らないように設定されていたのである。

そして、どこからもメールは届いていなかった。

その瞬間、涙がダーッと流れてきた。

まさし君の魂は今、遠く離れたこの診察室に来ている、と思った。

もちろん、ただの偶然かもしれない。たまたまスマホが不具合だったのかもしれない。

でも、私には、その偶然は必然的な偶然に思えた。

もう一度、私は、まさし君に呼びかけた。

「まさし君、来てくれてありがとう！　オレのことを忘れずにいてくれて、うれしいよ。でも、旅立つときは、ここではなくて、お父さんとお母さんのそばにいてあげてくれよ」

そう心の中でまさし君の魂に呼びかけたとき、再び「チーン」と小さくスマホが鳴った。

その後は、二度とスマホが勝手に鳴ることはなかった。


小児科医になって、33年が経過した。

小児科医を長年続けてきて、思い出されるのは、子どもたちの笑顔である。しかし、そのたくさんの笑顔の向こう側には、笑顔を失った人との多くの出会いがあった。

人生において、本当の喜びだけしか知らずに過ごしていくことは不可能である。

人生で本当の悲しみを知った人こそが、本当の喜びを知るのではないだろうか。

そして、その思いは、私が出会った、すべての子どもたちから学んだ。すべての子どもたちに感謝する気持ちでいっぱいである。
ありがとう。

小児科医　緒方高司

本書で登場する人物は、いずれも仮名です。年齢やエピソードに関しても、実例を基に再構成しています。プライバシー保護の観点からどうぞご了承ください。

*本書は、二〇一五年に当社より刊行した著作を文庫化したものです。

草思社文庫

君がここにいるということ

小児科医と子どもたちの18の物語

2024年4月8日　第1刷発行

著　者　緒方高司

発行者　碇　高明

発行所　株式会社 草思社

〒160-0022　東京都新宿区新宿 1-10-1

電話　03(4580)7680(編集)

03(4580)7676(営業)

https://www.soshisha.com/

本文組版　横川浩之

本文印刷　株式会社 三陽社

付物印刷　日経印刷 株式会社

製本所　加藤製本 株式会社

本体表紙デザイン　間村俊一

ISBN978-4-7942-2718-8　Printed in Japan

ご意見・ご感想は、こちらのフォームからお寄せください。
https://bit.ly/sss-kanso